U0338616

汉方的王子

美魔法

著者◎（日）铃木元
译审◎周永利
译者◎张洪星　田丽珍

青岛出版社
QINGDAO PUBLISHING HOUSE

前言

现代社会被称作压力社会。

正在翻阅此书的诸位也一定被各种各样的压力所困扰着吧。

“身体疲惫，怎么也打不起精神来。”

“手脚发凉，夜里怎么也睡不着。”

有这些烦恼的人应该不少吧。

但是，这些症状几乎都还没有到看医生的程度，即使去医院了，检查结果往往也是“你没什么异常啊…”所以，只能忍耐。

不过，我们认为最应该关注“不知怎么的就是不舒服”

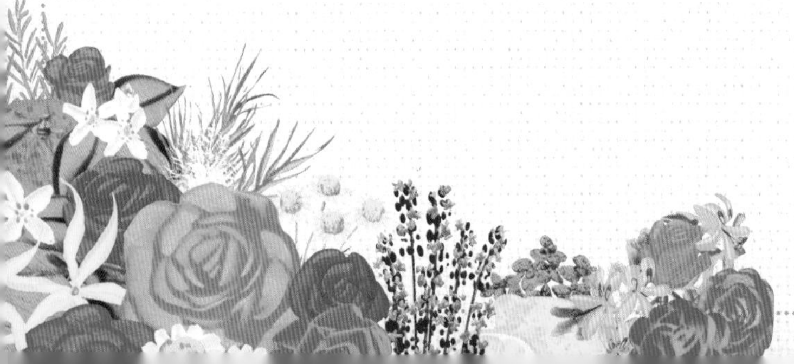

这种感觉。因为这不仅仅是一种感觉，更是身、心发出的求救信号。请记住这是预防不得大病的关键时刻。比如，对女性来说，汉方芳香疗法对不可回避的更年期是有效的对策，即使今天才开始做也不晚，它会让您减轻更年期的症状，顺利度过这段艰难的过程。

本书介绍的汉方芳香疗法是一种针对各种身心不适如何有效防治的全新的预防医学。特点是基于中医学的理论找出“不调”的原因，根据不同的体质，采取相应的方法，恢复身心健康，改善生活方式，包括泡浴法、穴位按摩法等。

衷心期盼本书能为诸位带来丰富、充实的人生。

女性芳香疗法主题沙龙
——“天使宝贝”总院长
汉方芳香疗法专业治疗师
铃木元

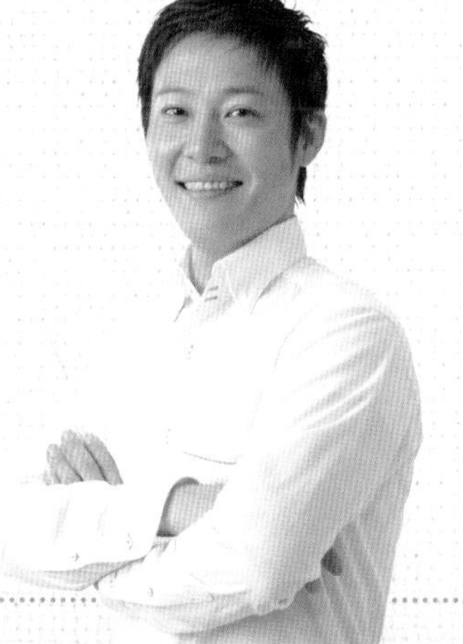

汉方王子的美魔法

目录

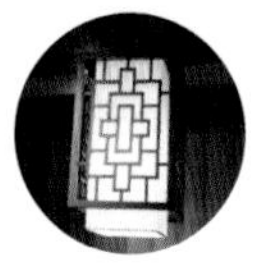

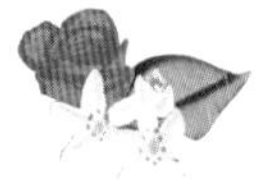

第2章

对"不调"最有效！健康美魔法（身体篇）

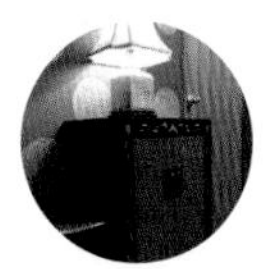
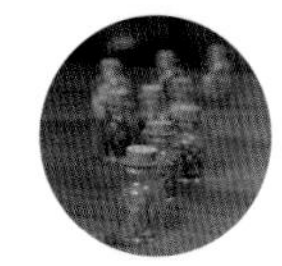
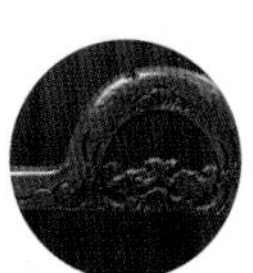

抚慰心灵良药 健康美魔法（心灵篇）

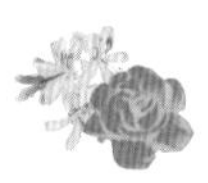

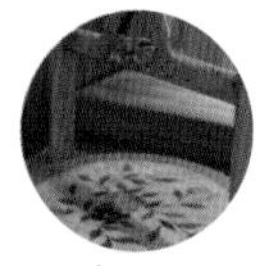
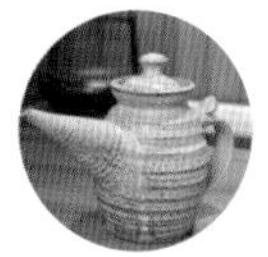
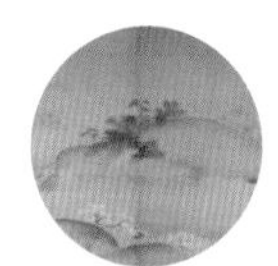

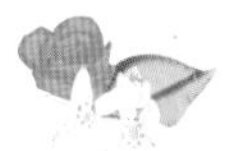

汉方芳香疗法让你漂亮起来

从中医学的基础知识到独创的体质诊断检测

作为“汉方王子”的我——铃木元将向大家介绍

汉方芳香疗法的基础知识和实践方法

第1章

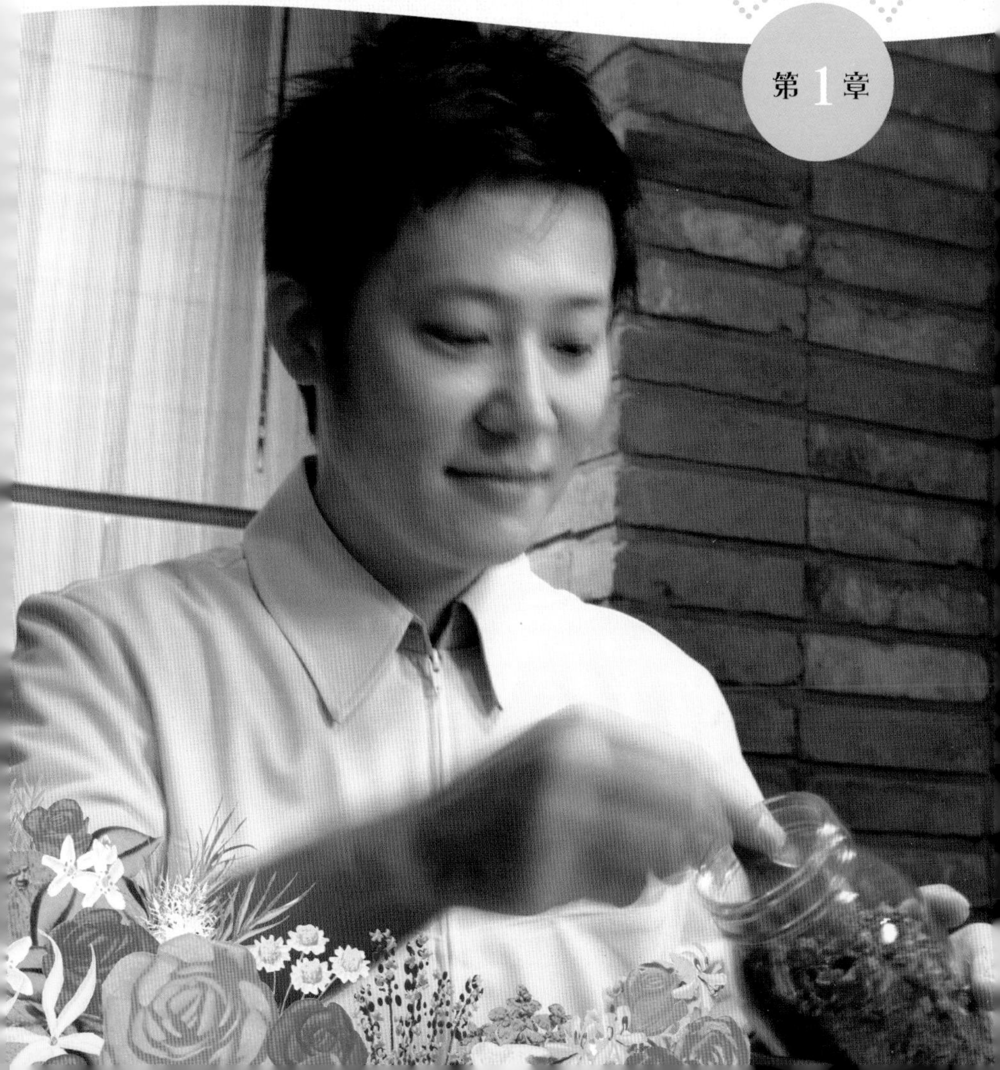

什么是汉方芳香疗法？

●定制护理是可能的

汉方芳香疗法是中医学（日本称汉方医学）（※1）的思维方式和西方芳香疗法（※2）相融合的一种新的疗法。一说到汉方，人们就很容易想到汉方药和针灸，而知道用植物的芳香精油（※3）进行芳香疗法的人可能就不多了。但是，把汉方医学和芳香疗法结合起来，就可以制定出符合每个人自身特点的护理方案。

说起来，中医学的特征就是着眼于“不调”的原因，制定出符合每一个个体的特定治疗方案。例如，你觉得现在头痛，中医学首先要依据视觉、听觉、嗅觉、味觉、触觉等五种感觉来分析你的症状，从而找出引起你头痛的原因。因为同样的“头痛”症状，会有月经引起的头痛、肩颈酸痛引起的头痛、眼疲劳引起的头痛等不同，对应的方法也就不同（※4）。

其次，要根据每个人的体质、状况、生

※1
中医学也称汉方医学。大约在公元5世纪时，由中国传入日本。

※2
芳香疗法就是植物的芳香精油和自然疗法的结合。

※3
植物的精油必须是100%的纯天然成分。

活方式等不同选择穴位，决定按摩的强度。处方时要根据每个人的情况进行药物的配伍，决定适度的投药量。正是基于这种治疗方式，中医学被称作是“个案医学”。

●基于中医学的精油分类

芳香疗法的基本点在于它和中医学一样是根据个人的具体情况来个性化处方的，而且，芳香疗法提取精油的植物原料许多和中药中的植物也是相同的（※5）。因此可以说，汉方芳香疗法就是基于“我们为什么不能以中医学为基础，灵活运用芳香疗法呢？”的想法，并不断实验而产生的。

汉方芳香疗法以中医学的思维方式为基础，对精油进行分类，并且在选择精油时，不是针对表面的症状，而是针对潜藏在症状深层的根本原因。最终，把一般的芳香疗法更进一步地细化，使个性化护理成为可能。

汉方芳香疗法可以说是汉方医学和芳香疗法的“完美结合”，它一定能够带给为工作和事业打拼的各位一个强烈的新感受。

※4
中医学把肩颈酸痛、眼疲劳、性冷淡、易疲劳等身体不适称作“未病”，注重未病先防。

※5
例如，中药使用的陈皮和精油中的香橙，桂皮和精油中的肉桂，来源是相同的。

中医学的基础知识

●"不调"的原因是气、血、水的紊乱

中医学认为人的身体是依靠气、血、水三种能量来维持的，它们之间的平衡一旦被打破就会引起"不调"（※6）。本书所介绍的汉方芳香疗法就是以调整气、血、水的平衡为目的的疗法。因此，这里就要先介绍一下气、血、水各自的功能。

●生命的能量之源："气"（※7）

气、血、水中最重要的能量是"气"。虽然肉眼看不到，但它却在维持着生命，保持着身体机能的正常运转，因此也被称作生命力。而且，气担负着把血、水输送到身体的各个角落的任务。正因如此，气一旦减少，抵抗力就会变弱，表现出易感冒、疲劳等各种各样的"不调"。

※6
气和血、水保持着如父子一般的亲密联系。

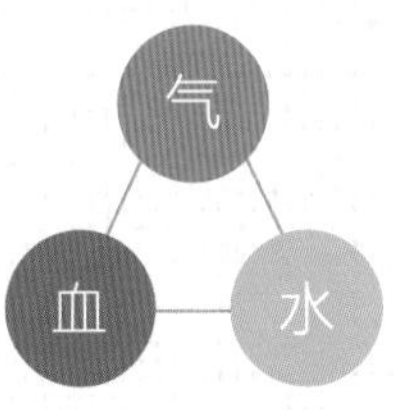

※7
气的功能：促进身体的成长、内脏器官的运作、血和水的循环；温暖身体，保持体温；防止邪气（引起疾病的"毒素"）

●输送营养，保证神志稳定的“血”（※8）

中医学所说的“血”和西医学所说的“血液”是稍有不同的。在向身体各器官输送氧气和营养这一方面是一致的，但“血”的特征是它还进一步具有支持精神活动，担当着保证“心”之稳定的功能。中医学认为“心”主神志，所谓神志，即指人的精神意识、思维活动。

●滋润身体的“水”（※9）

“水”是指人体内血液以外的水分（体液），滋润皮肤、肌肉、韧带等，保持身体机能的润滑。此外，还具有为身体散热、通便的功能。

气、血、水互相影响，互相组合。因此，三者的平衡顺和是理想的状态。但现实中几乎总会有哪一方过剩或哪一方不足的情况发生。

的侵入；把食物在体内转化成可利用的形式；把废弃物变成汗、尿、便，排出体外；抑制过多的出血和排泄等。

※8
血的功能：向各个器官输送营养、滋润身体、保持精神稳定。

※9
水的功能：滋润皮肤、内脏、目、口、鼻、耳、舌、韧带、肌肉等，调畅身体的活动。

了解自己的体质

●气、血、水平衡中的六种体质

中医学依据气、血、水的平衡状态，将人分为六种体质。

○气不足为“气虚型”
○气滞留为“气滞型”
○血不足为“血虚型”
○血滞留为“血瘀型”
○水不足为“水虚型”
○水滞留为“痰湿型”

本书所介绍的汉方芳香疗法就是依据这六种体质的差别选择精油的。“气虚型”应选补气养神的精油；“气滞型”应选能发散滞留之郁气的精油。同样，“血虚型”和“水虚型”（※10）应选可以补血补水，滋润身体的精油；“瘀血型”和“痰湿型”应选可

※10
水虚也可以说是“津液不足”；同时具有血虚和水虚症状时，称为“阴虚”。

以促进血行和水液循环的精油（※11）。

汉方芳香疗法的特征就是借助精油的力量，调整气、血、水的平衡，促进身、心的健康。

●体质日常是不稳定的

在第 14~15 页会介绍判断气虚、气滞、血虚、血瘀、水虚、痰湿等体质的自我“体质诊断检测表”。为了改善身体的“不调”，最重要的就是要先了解自己的体质。请诸位务必对照检测一下。

不过，有人也可能是不同体质混合的“复合型”。例如，要把血输送到身体的各个角落就需要能量，而能量不足的气虚型的人，往往同时也具有瘀血症状。因此，气、血、水的关系和六种体质也是互相影响的。

而且，体质日常是变化着的。即使今天是气虚型的，或许数周后就可能变成水虚型。也有人“一旦有压力就会出现暂时性气滞”（※12）。正因如此，汉方芳香疗法就是针对每天变化的身体状态进行相应调理的养生疗法。

※11
不同体质选用的精油见第 30~41 页的介绍。

※12
有的人的身体状况很容易受到居住环境和气候的影响，像在日本，痰湿型的人就很多，特别是在梅雨季表现的就更加突出。

汉方王子独创的『体质诊断检测表』

对照一下，就可以了解真正的自己

你是什么型？

请在下列表格中找出和自己相符的项，相符项最多的那一组就是你现在的体质。如果感觉体质发生了变化，那就抓紧再重新对照一下！相应的特征和养生法在第16~27页中介绍。了解了自己现在的体质，就赶快进行调治吧。如果相符的数相同那就确定为两种型兼具。

A

- □易疲劳，总感到疲倦
- □好出汗，一活动就冒汗
- □易感冒，恢复慢
- □稍一活动就气喘
- □疲劳后身体就不舒服
- □无食欲
- □经常情绪低落，容易受伤害
- □手脚发凉
- □肌肉无力
- □过度依赖人际关系

B

- □焦虑、易怒
- □腹部易滞气
- □常长吁短叹、嗳气
- □喉头部有异物感
- □头痛、肩凝、关节痛、胃疼、手脚麻痹
- □紧张、发怒后身体不舒服
- □身体有痛感后，疼痛部位游走不定
- □月经前身体不适
- □入睡困难
- □具有攻击性，不善于体谅别人

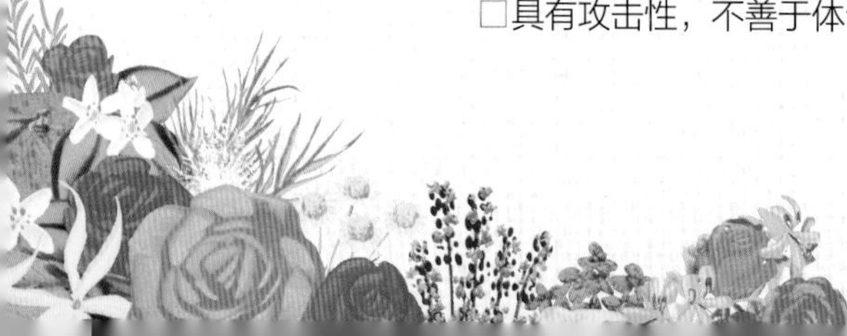

C

- □易眩晕和站起时头晕
- □头发脆弱，脱发
- □睡眠浅，易做梦
- □皮肤和指甲无光泽
- □脸色不好
- □常感到心慌
- □易头晕眼花
- □经血量少或月经周期过长
- □属冷静、认真型
- □善于制造一个自我世界并沉溺其中

D

- □皮肤干燥易皲裂，色斑、雀斑多
- □皮肤呈青紫色或黑紫色，不光滑
- □肤色暗淡
- □眼圈发黑
- □有受伤和手术后的旧伤痛
- □感到肩和腰、头有针扎样痛
- □入夜后容易出现肩、腰、头疼痛
- □月经痛加重、经血中有动物肝脏样血块
- □忍耐性较强的性格，容易积聚压力
- □接人待物中规中矩，严守礼节

E

- □喉咙易渴，常想喝水
- □感冒愈后常干咳
- □洗浴后皮肤很快干燥，易发痒
- □易便秘，大便呈球状
- □尿量少、色浓
- □身体总是发热
- □眼睛经常模糊不清
- □皮肤纹理粗糙、毛孔张开
- □持续低烧
- □多呈现消极、羸弱的面孔

F

- □常感到身体和手脚沉重，易浮肿
- □胃部不适、恶心
- □雨天和湿度高时身体状况就很糟糕
- □唾液和痰较多，口中发黏
- □大便偏软
- □易犯花粉症和鼻炎，容易淌鼻涕
- □有时眩晕
- □易恶心、呕吐、晕车
- □以自我为中心，争强好胜，嫉妒心强，爱慕虚荣
- □喜欢奢华、热闹的氛围

●相符的项数合计……？

A 项	B 项	C 项	D 项	E 项	F 项

● A 项多者见第 16 页 ● B 项多者见第 18 页 ● C 项多者见第 20 页 ● D 项多者见第 22 页 ● E 项多者见第 24 页 ● F 项多者见第 26 页

A项多的人…

气虚型

『累啊』『真倒霉』成了口头语

体力和气力都低下～需要规律性的生活方式

一般来说气虚型的人，就是被称作生命力的“气”整体不足。因为体力和气力的整体下降，无论做什么都会感到“真倒霉”“真麻烦”，饮食和运动也是马马虎虎地应付。结果，陷入生活越不规律，“气”就越衰弱的恶性循环。特点就是免疫力降低，易患感冒，而且很难一次性治愈。

为了改善气虚，最重要的就是要有规律性的生活方式。晚上早睡，早上早起。日常食物也要以应季的食材为主，促进胃肠的蠕动，尽量多食用可以提升体温的豆类、薯类等食材。

适度的运动是必要的，但因体力下降，所以万不可强求大的运动量，可以从散步呀、瑜伽呀等轻负荷的运动练起。

了解一下舌的状态

- 整体色淡
- 厚、肿大
- 边缘呈齿状

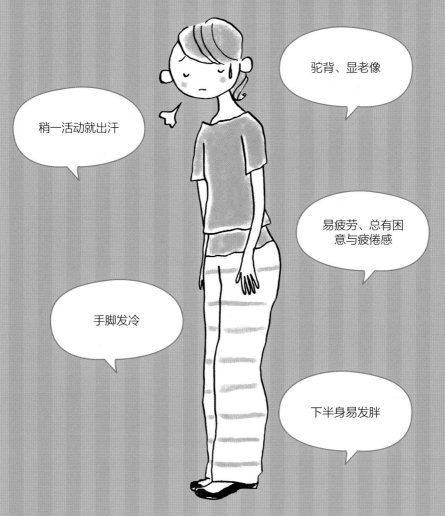

气虚型
主要特征

驼背、显老像

稍一活动就出汗

易疲劳、总有困意与疲倦感

手脚发冷

下半身易发胖

请对照第 **30~31** 页的泡浴法！

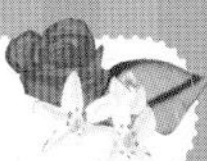

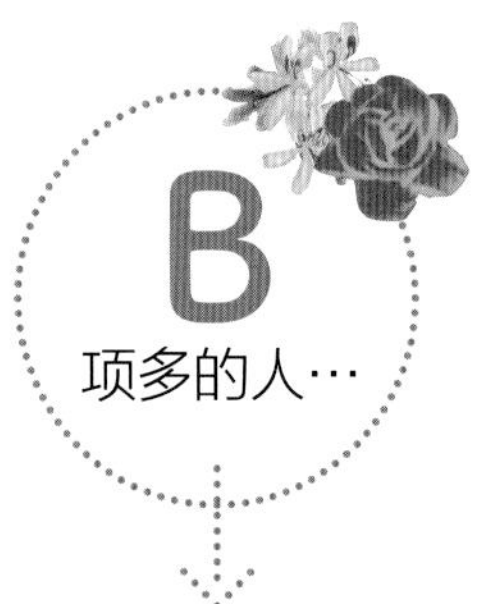

气滞型

感情起伏剧烈

常常紧张、焦虑～要有意识地放松自己

“气”本来是在体内正常循环的，但是因紧张和压力等使气滞留，就造成了气滞型。“气”一旦滞留，就表现为腹胀、肿胀、疼痛等症状。而且，感情起伏剧烈也是其特征。一旦情绪低落，很快就会焦虑起来，给人以“易发怒”“歇斯底里”的感觉。更年期出现气滞的人也不在少数。

养生法无疑是减轻压力的最好办法，但暴饮暴食则会适得其反。值得注意的是体重的增加会影响气的循环。香草和香味蔬菜有促进气循环和防止暴饮暴食的作用。除此之外，每天的日常安排中应留出自我放松的时间，也可以进行深呼吸，这些都有助于改善气滞。

了解一下舌的状态

- 两侧赤红
- 中间色淡或偏白
- 薄薄的黄色舌苔

气滞型
主要特征

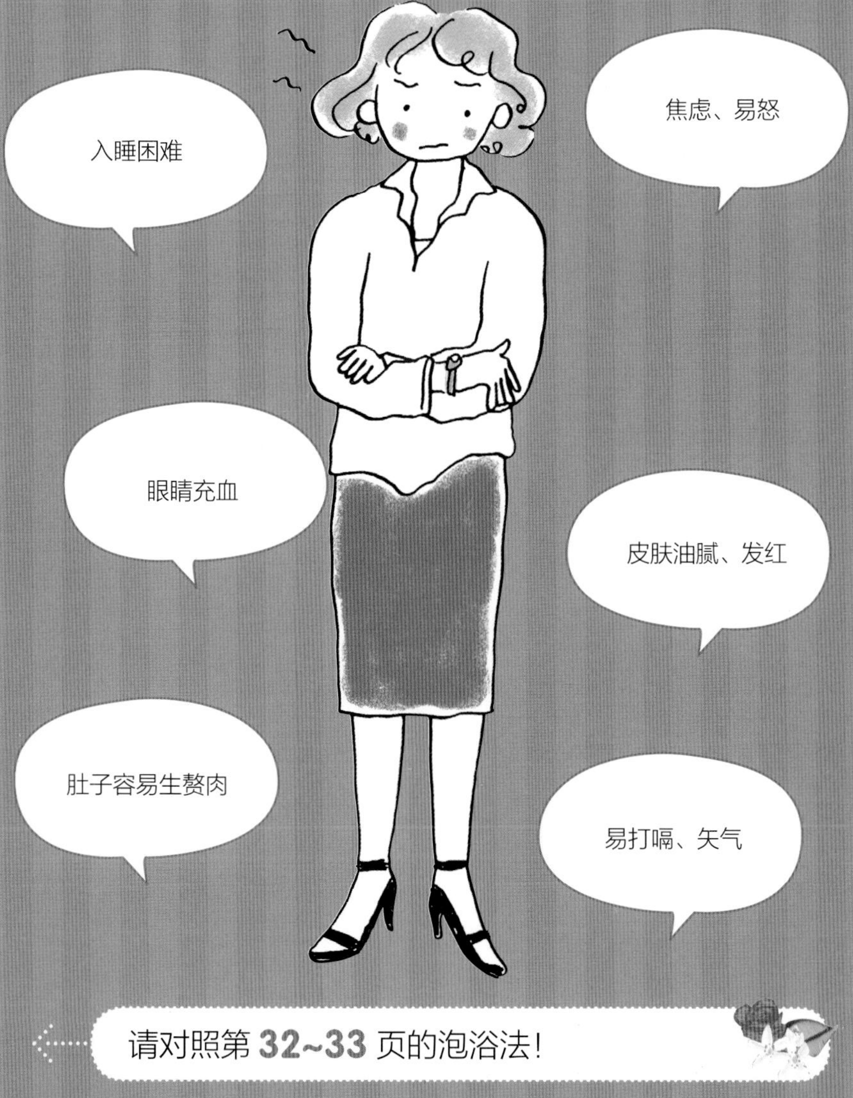

入睡困难

焦虑、易怒

眼睛充血

皮肤油腻、发红

肚子容易生赘肉

易打嗝、矢气

请对照第 **32~33** 页的泡浴法！

C 项多的人…

血虚型

头发散乱，皮肤无光泽

饮食生活无规律～可能也有气虚或气滞的原因

你是否为了减肥极端地限制饮食，或者光在外边吃快餐？如果一直这样，就会使营养失去平衡，引起“血”的不足，陷入血虚状态。

为此，日常饮食重要的是要注意营养的平衡，特别要多食用有造血作用的羊栖菜、动物肝脏、梅干等。“血”增加了，头发散乱、皮肤无光泽这些血虚型的症状自然就消失了。夜间是人体的造血时间，因此不要熬夜。还要控制电脑和手机的使用，也要控制看电视的时间。中医学认为用眼是消耗“血”的。

也有人是因为气虚和气滞的原因造成血虚的，可参考第 16~17 页、第 18~19 页。

了解一下舌的状态

- 舌体偏小
- 色淡、偏白
- 舌苔整体偏薄

血虚型
主要特征

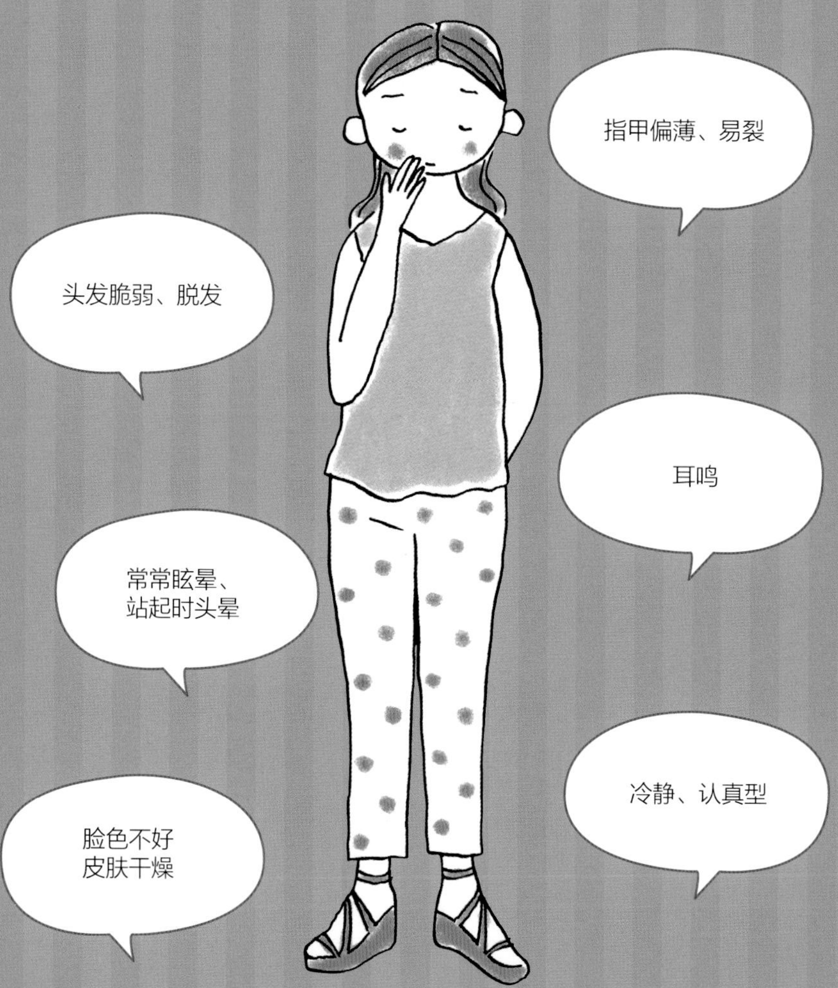

指甲偏薄、易裂
头发脆弱、脱发
耳鸣
常常眩晕、
站起时头晕
冷静、认真型
脸色不好
皮肤干燥

请对照第 **34~35** 页的泡浴法！

瘀血型

常常感到肩凝、头痛

血流不畅～更要注意减压，慎食生冷食品

血流不顺畅，易在体内形成血块（瘀血）。其原因有喜食生冷食品、压力大、过劳、睡眠不足等等。也有因气虚和血虚造成的瘀血。

对这个型的人，首先是必须使其血行畅通，提高代谢。要多食用牛蒡、蒟蒻（魔芋）、黑醋等有化解瘀血作用的食品，也要多食用生姜和韭菜、葱等有香味的蔬菜。饮料也要尽量选择热饮，偏冷会影响血循环。

要养成运动的习惯。运动可以促进血行，缓解瘀血引起的肩凝和腰痛。当然，按摩下半身也可以有效地改善脸部的气色。

了解一下舌的状态

- 舌色暗，偏紫色
- 有黑色斑点
- 舌下两根静脉粗粗地浮现出来

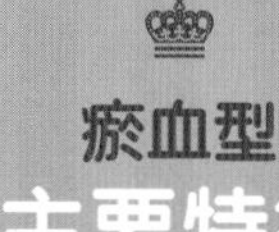

瘀血型
主要特征

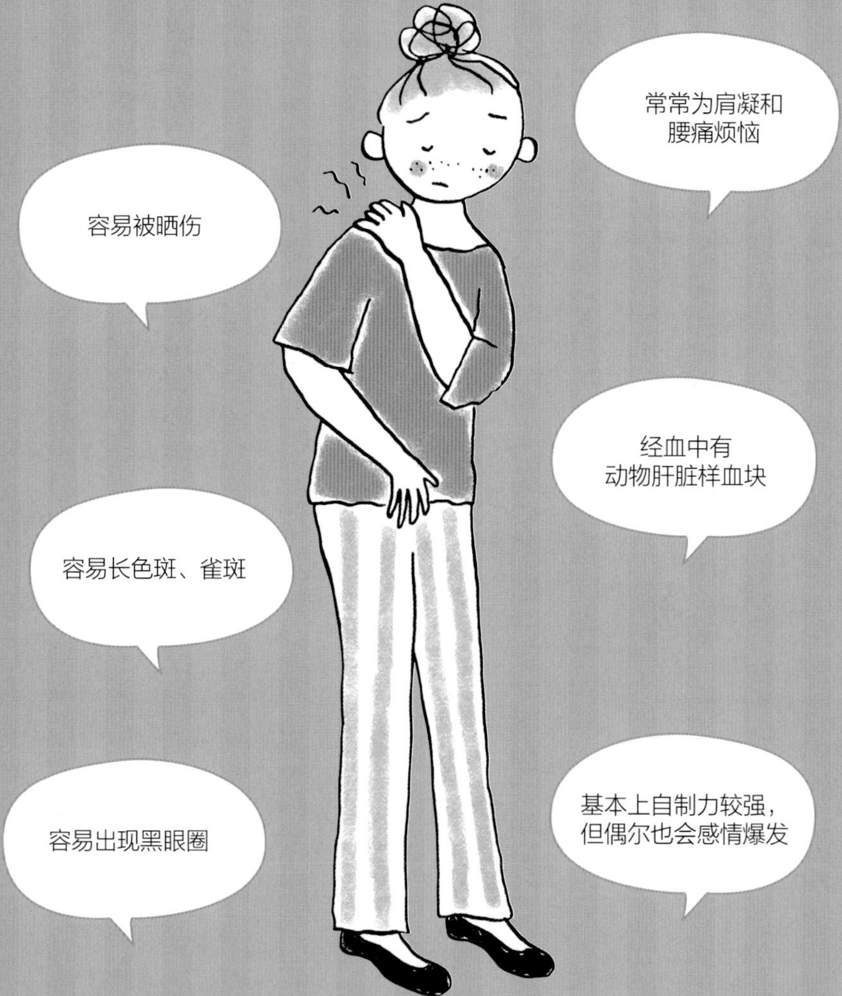

常常为肩凝和腰痛烦恼

容易被晒伤

经血中有动物肝脏样血块

容易长色斑、雀斑

基本上自制力较强，但偶尔也会感情爆发

容易出现黑眼圈

请对照第 **36~37** 页的泡浴法！

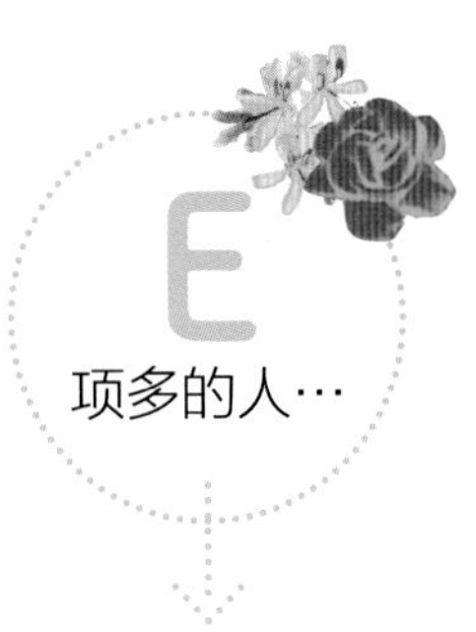

E 项多的人…

水虚型

常为头晕眼花、身体发热而烦恼

身体如同干枯一般～
避免食用香辛食物和剧烈运动

体内水分不足称为水虚。皮肤、毛发、大便干燥的人水虚的可能性较大。而且，这类人因为给身体起到降温作用的水分不足，所以，常常感到头晕眼花或者身体发热。

作为养生法，就是要通过食物的摄取，有效地补充水分。其中，苹果和香蕉、白菜可以有效地滋润身体，要有意识地多多食用。而且，因为睡眠中容易出汗，水分会在不知不觉中流失，因此，要在枕边预备下温开水，醒来后先饮水。

另一方面，要尽量避免食用香辛食材。因为香辛料有温暖身体的作用，可能会加重头晕眼花和身体发热的症状。水虚的人还要避免剧烈的运动。因为他们的关节水分不足，剧烈运动会引发疼痛。

也了解一下舌的状态

- 舌色整体发红
- 舌苔少，甚至没有
- 舌面有裂痕

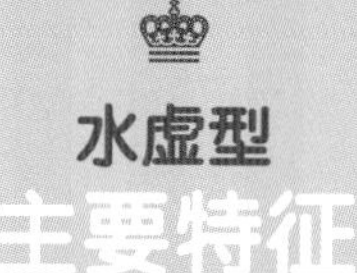

水虚型
主要特征

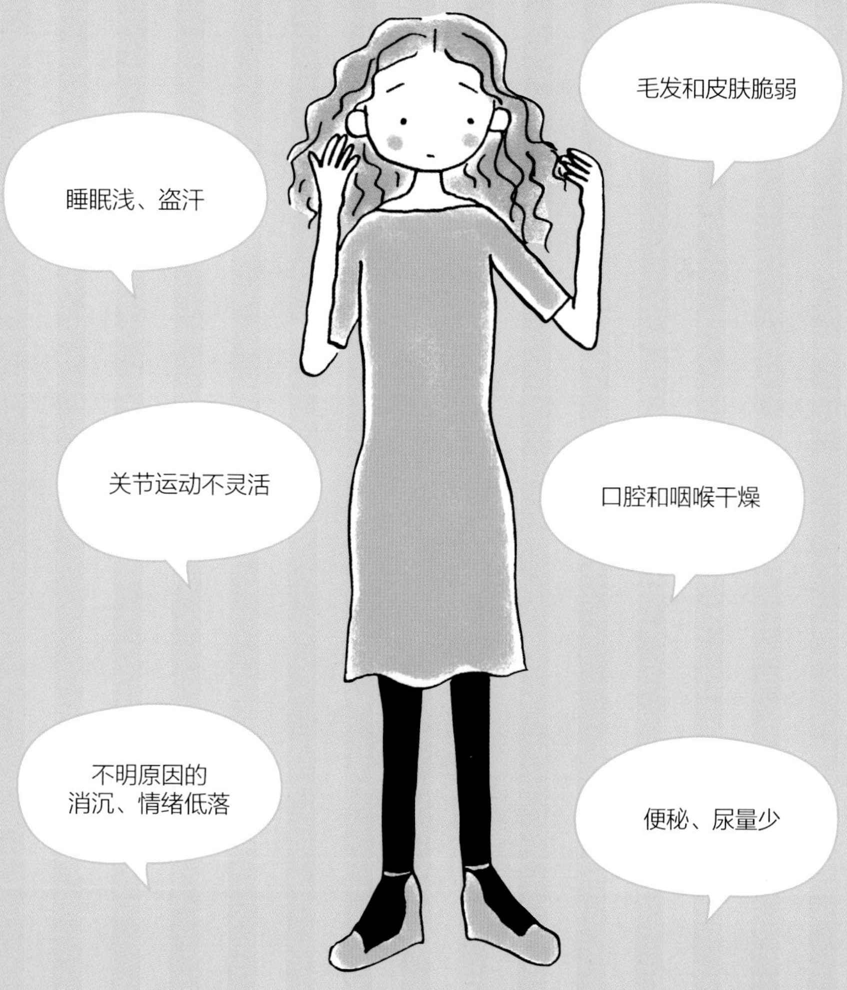

毛发和皮肤脆弱

睡眠浅、盗汗

关节运动不灵活

口腔和咽喉干燥

不明原因的
消沉、情绪低落

便秘、尿量少

请对照第 **38~39** 页的泡浴法！

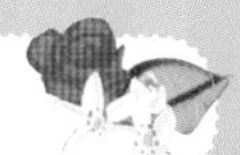

体型胖墩墩的

痰湿型

体内多余的水分~常常引发各种“不调”，要慎食味重食品

现代职场女性多为痰湿型。所谓痰湿就是生活不规律、压力大等原因造成身体内形成多余的水分块（痰湿）的状态。因为我们的身体70%是由水构成的，所以痰湿的影响不容忽视，会造成我们的身心状态出现各种各样的“不调”。

首先，有氧运动能够增加肌肉的弹力，促进血行和代谢。肌肉弹力的提高、血行和代谢的改善，就可以通过汗和尿把多余的水分排出体外。

第二要注意减少冷饮和味重食品的摄入量，因为它们会造成水分的滞留。

第三要多食用黄瓜和西瓜、梨等有较好利尿作用的食物。也要多食用红豆、薏米。

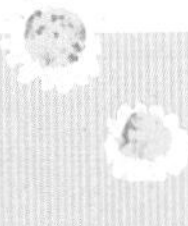

了解一下舌的状态

- 舌苔厚、黏黏糊糊
- 舌苔色黄或白
- 舌体肿胀

痰湿型
主要特征

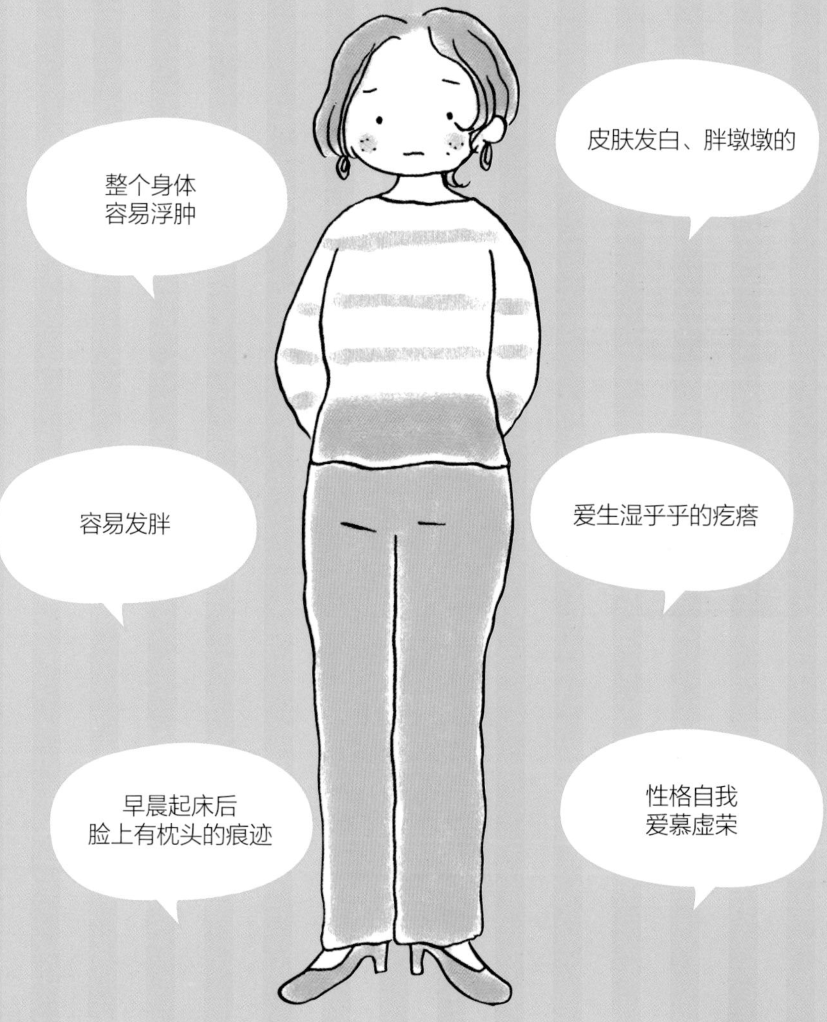
整个身体
容易浮肿
皮肤发白、胖墩墩的
容易发胖
爱生湿乎乎的疙瘩
早晨起床后
脸上有枕头的痕迹
性格自我
爱慕虚荣

请对照第 40~41 页的泡浴法！

汉方王子的魔法棒

汉方王子独创

提升精油的效果
万能发泡浴液的制作方法

在精油中添加可以促进血行和
提高美肤效果的碳酸氢钠
更能提高汉方芳香泡浴的效果

材料（一次量）

碳酸氢钠……2 大匙

柠檬酸……1 大匙

盐……1 大匙

喜欢的精油……3~4 滴

水……少许

制作方法

❶把盐放到器皿中，加入 3~4 滴水，混匀。

❷在❶中加入碳酸氢钠和柠檬酸，混匀。

❸在❷中加入精油，用力混匀。

❹把❸用包装纸包好，用手整成型就完成了。待泡浴时放到浴盆内就好了。

memo

- 可以添加干香草、食用色素点缀一下色彩。要在步骤❸中完成。
- 可以制成点心或冰块的式样。
- 注意：一旦水过量就会和柠檬酸反应发起泡来。

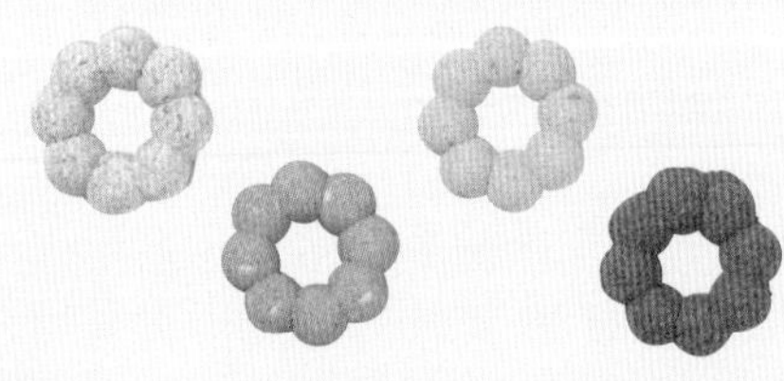

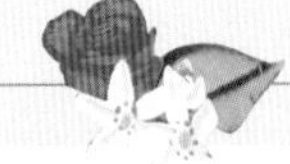

汉方芳香泡浴

汉方芳香泡浴的效果就是让你健康又美丽！

把第 16~27 页介绍的养生法有机地结合起来，找到符合自身特点的组合就是汉方芳香泡浴。

汉方芳香泡浴的特征就是根据气虚、气滞、血虚、瘀血、水虚、痰湿这 6 种体质，选择使用不同的精油，当然水温、泡浴时间也是因人而异的。在实践中调整气、血、水的平衡，让人的身、心都漂亮起来。汉方芳香泡浴是在日常生活中就可以轻松实现的“美魔法”。接下来将进行详细的介绍。赶快行动吧！

泡浴要点 & 注意事项

进行汉方芳香泡浴的要点和注意事项就是根据体质，因人而异。在泡浴前要先仔细对照我们的说明。

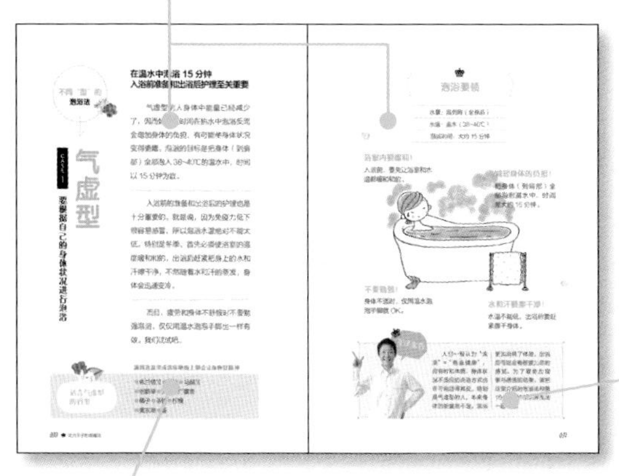

汉方王子忠告

汉方王子独创了可以更加提升汉方芳香泡浴效果的诀窍、增加汉方芳香泡浴乐趣的秘诀。

使用的精油

介绍不同体质选用的相应的精油。在浴盆内滴上数滴，可以解除身心的“不调”。

不同"型"的
泡浴法

CASE 1

气虚型

要根据自己的身体状况进行泡浴

在温水中泡浴 15 分钟～入浴前准备和出浴后护理至关重要

气虚型的人，身体中的能量已经减少了，因而如果长时间在热水中泡浴反而会增加身体的负担，有可能使身体状况变得更糟。泡浴的目标是把身体（到肩部）全部泡入 38~40℃的温水中，时间以 15 分钟为宜。

入浴前的准备和出浴后的护理也是十分重要的。就是说，因为免疫力低下很容易感冒，所以泡浴水温绝对不能太低。特别是冬季，首先必须使浴室的温度暖和和的，出浴后赶紧把身上的水和汗擦干净，不然随着水和汗的蒸发，身体会迅速变冷。

而且，疲劳和身体不舒服时不要勉强泡浴，仅仅用温水泡泡手脚也一样有效。现在就试试吧。

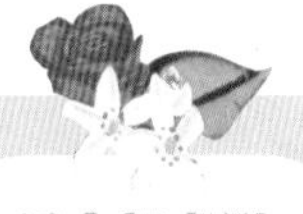

适合气虚型的香型

滴到浴盆里或浴房地板上都会让你恢复精神

- 依兰依兰
- 杜松
- 马郁兰
- 老鹳草
- 艾菊
- 广藿香
- 橘子
- 茶树
- 柠檬
- 薰衣草
- 姜

泡浴要领

水量：泡到肩（全身浴）

水温：温水（38~40℃）

泡浴时间：大约 15 分钟

浴室内要暖和！

入浴前，要先让浴室和水温都暖和和的。

减轻身体的负担！

把身体（到肩部）全部泡到温水中。时间是大约 15 分钟。

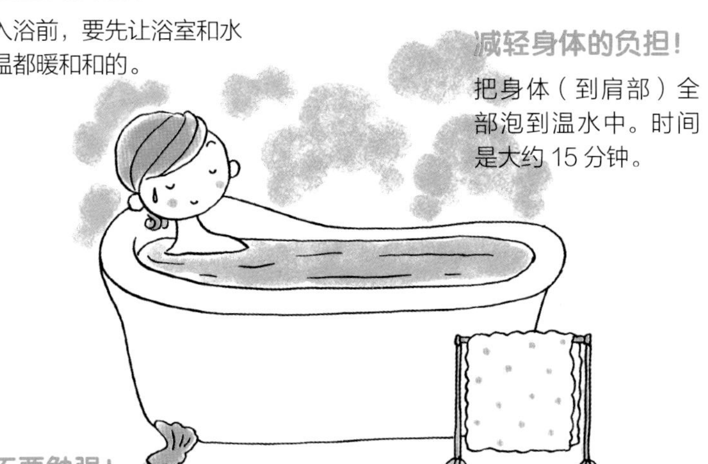

不要勉强！

身体不适时，仅用温水泡泡手脚就 OK。

水和汗要擦干净！

水温不能低，出浴后要赶紧擦干身体。

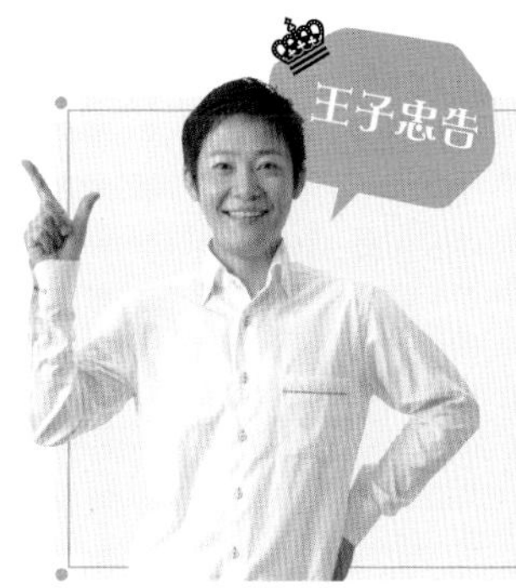

人们一般认为“洗澡”=“有益健康”，但有时和体质、身体状况不适应的洗浴方式也许可能适得其反。特别是气虚型的人，本来身体的能量就不足，洗浴更加消耗了体能，出浴后可能会有筋疲力尽的感觉。为了避免出现事与愿违的结果，请把这里介绍的泡浴法和第 16~17 页介绍的养生法一起使用。

不同"型"的
泡浴法

CASE 2

气滞型

泡浴可以消除焦虑

水温过热会适得其反～淋浴一下就好

气滞型的人一般不宜长时间泡浴，简单地淋浴一下就好。和普通人相比，气滞型的一旦水温过热，更容易头嗡嗡地，心情也变得焦虑起来，泡浴时情况会进一步恶化，更加不舒服。

气滞型的人适合在温水中进行半身浴。时间以自己感觉心里很舒服的程度为好。这样一来，把笼罩在头部的热量分散到整个身体中去，可以使身心都得到放松。

最近市面上可以买到一种水流极小，水压可以调整的淋浴花洒。气滞型的人也可以把这种产品灵活运用到自己的淋浴中。只要把精油滴几滴到浴房地板上，同样可以起到芳香浴的效果。

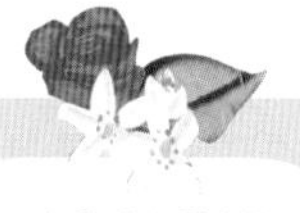

适合气滞型的香型

滴到浴盆里或浴房地板上都会让你恢复精神

●香柠檬●薰衣草●广藿香
●薄荷●橙花●香蕈
●柑橘●檀香●葡萄柚
●侧柏●罗马春黄菊

泡浴要领

水量：泡到胸下（半身浴）
水温：温水（38~40℃）
泡浴时间：5~10 分钟

仅淋浴也 OK

身体和精神状态不好时，仅淋浴也可以。

换淋浴花洒

喜欢淋浴的人就适时换一换淋浴花洒。

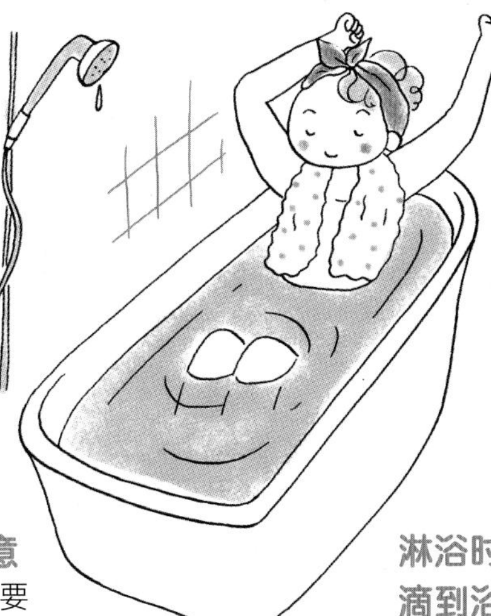

半身浴就可以放松!

在温水中进行半身浴，这是放松下来的诀窍。

头晕的人要注意

原本就头晕的人要注意换气。

淋浴时把精油滴到浴房地板上

仅淋浴时，要把精油滴到浴房的地板上。但要防止滑倒。

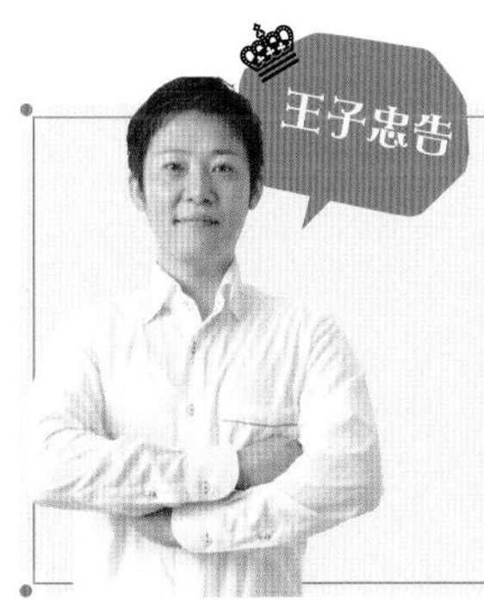

洗浴中头晕是因为温热的血液大量流入大脑引起的。泡浴时水温过热，血液被加温后，引发头晕的可能性就加大了。原本就容易头晕的气滞型者最好不要洗热水澡。在水温不能调节的温泉泡浴时，用一条被凉水泡过的湿毛巾裹到头上，效果不错。各位不妨试试。

不同"型"的
泡浴法

CASE 3

血虚型

泡浴可以改善血不足的状况

根据月经周期选择淋浴与泡浴

泡浴可以有效地促进血循环，但血虚型的人如果泡浴的方法不当却可能起到相反的作用，特别是经期中更要注意。月经期过度地提升体温，会加快血行，引起经血量的增加，使原本就较少的血进一步减少，有可能造成贫血。一般来说月经期稍微淋浴一下就可以了。

另一方面，月经前的高体温期进行泡浴，可以提升体温，把血输送到身体的各个角落。但也不必泡浴时间过长，38~40℃的温水中泡浴 10 分钟左右即可。

而且，血虚型的人容易出现视疲劳、眼干症，所以泡浴时，最好用一条热毛巾热敷一下眼睛。

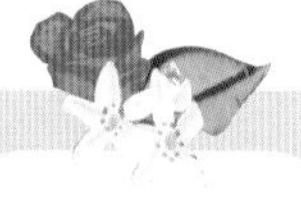

适合血虚型的香型

滴到浴盆里或浴房地板上都会让你恢复精神

●柠檬●玫瑰●老鹳草
●乳香●香蕈
●薰衣草●茴香
●依兰依兰

泡浴要领

水量：泡到肩膀（全身浴）
水温：温水（38~40℃）
泡浴时间：5~10 分钟

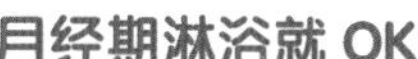

月经期淋浴就 OK

有可能会引起贫血，所以月经期稍微淋浴一下就好。

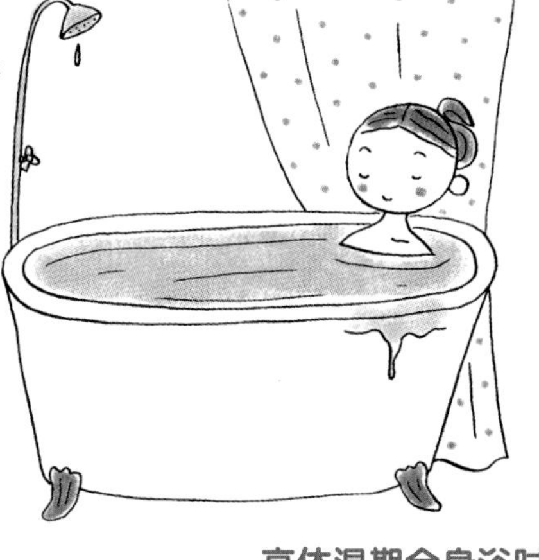

护理一下视疲劳、干眼症

血虚型的人容易眼疲劳，所以要用热毛巾热敷。

注意站立头晕

注意贫血引起的站立头晕。不要猛地一下站立起来。

高体温期全身浴时间要短

月经前的高体温期，全身浴可以促进血循环。

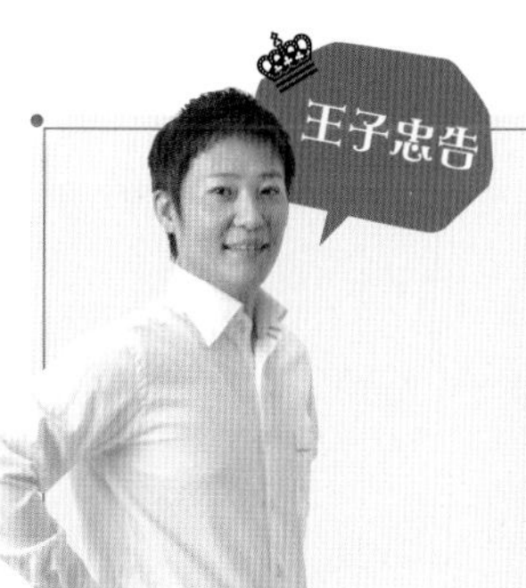

在月经前的高体温期进行泡浴，可以促进血循环。但血本来就不足的话，再进行泡浴意义就不大了。考虑到月经前是造血的储备期，要仔细地参考第 20~21 页的养生法。对防止站立头晕有效的办法是“水温不要过热”、“泡浴中也要补充水分”、“泡浴后要用冷水冲冲膝关节以下”等等。

不同“型”的

泡浴法

CASE 4

瘀血型

泡浴是促进血行的良策

15 分钟以上的半身浴～是消除血行不良的绝招

“容易出黑眼圈”，“受头痛、肩凝、腰痛折磨”，造成这些瘀血烦恼的原因就是血行不良。轻松缓解瘀血症状最有效的办法便是泡浴。

泡浴时必须注意两个重点：温度要高（41~42℃）和时间要长（15 分钟以上）。因为泡浴 15 分钟以上才可以热透身体，一直到“芯”。可以边看着书，边听着音乐慢慢地泡。而且，泡浴中要活动身体。活动活动手脖子和脚腕子，伸拉、按摩可以改善血行，促进代谢。

但是值得注意的是，泡浴时间过长会引起头晕眼花。这是因为在水雾气太大的浴房内，人容易头晕眼花，所以要常开换气扇调节空气。

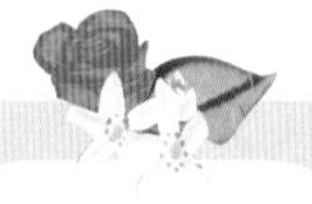

滴到浴盆里或浴房地板上都会让你恢复精神

适合瘀血型的香型

- 艾菊
- 鼠尾草
- 侧柏
- 姜
- 桉树
- 茉莉
- 玫瑰
- 马郁兰

泡浴要领

水量：泡到胸部以下（半身浴）

水温：热水（41~42℃）

泡浴时间：15 分钟以上

要热到身体的“芯”
15 分钟以上才可以把身体热透。

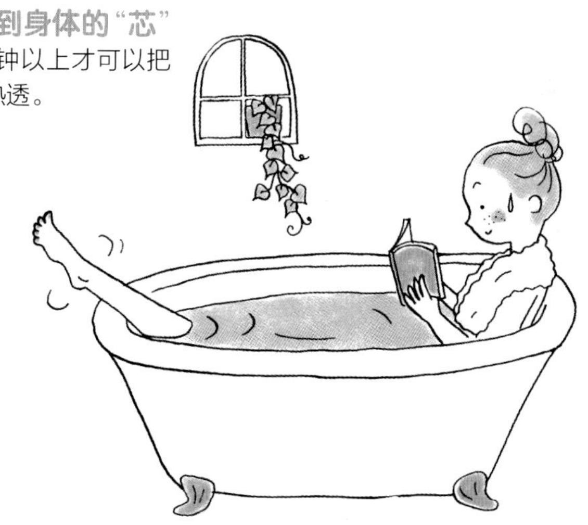

伸拉和按摩效果不错
在浴缸里活动身体可以改善血行，促进代谢。

别忘了预防头晕
在浴房内要注意开换气扇，防止水蒸气太大。

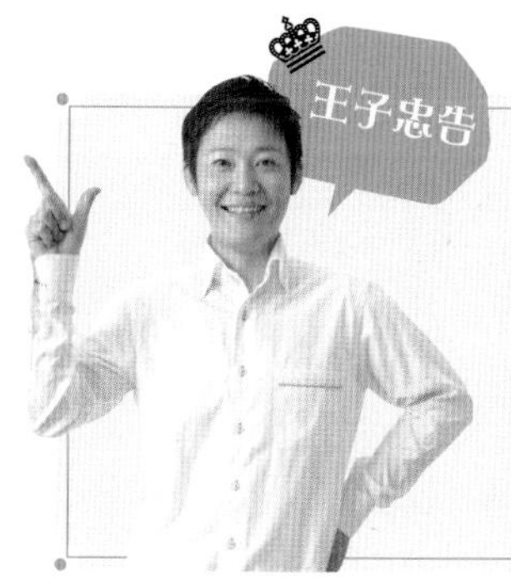

王子忠告

你一定有这样的经验：泡浴后立刻上床，但怎么也睡不着。睡意一般是深部体温（身体内部体温）降低时比较强烈，所以，泡浴后深部体温还比较高时自然难以立刻入睡。特别是瘀血型中的许多人本来就入睡难，因此要注意入浴和就寝要有 1~2 小时的间隔。

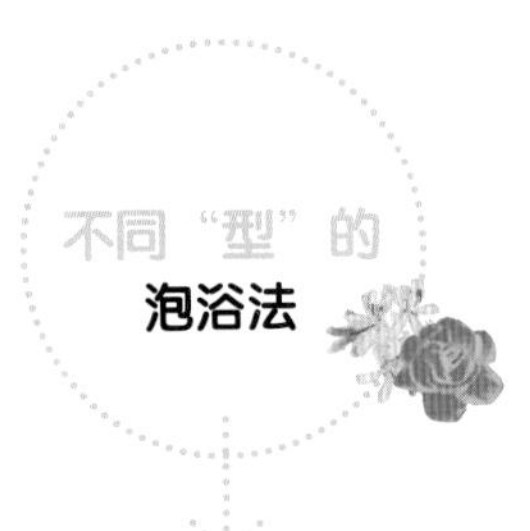

CASE 5

水虚型

不可大量出汗

泡浴时要补充水分～关键是防止干燥

水虚型的人，身体中的水分严重不足。如此状态下，万万不可在泡浴中出太多的汗。很明显，一旦出太多的汗，水会更加减少，自然就会更加干燥。而且，水分不足便不可能很好地给身体降温。因此可以说，温暖身体的泡浴才是最适合水虚型的舒适环境。

不容否认的是，泡浴可以起到放松精神压力、促进新陈代谢的作用。要在防止水流失的状态下享受泡浴，最好的办法就是无论泡浴前后，还是泡浴中都要补充水分。饮料要选择矿泉水、花茶、汉方茶等糖分少、不含咖啡因的饮料。与其一次性大量饮水，不如少量、多次、慢慢喝——更能起到很好地摄取水分的效果。

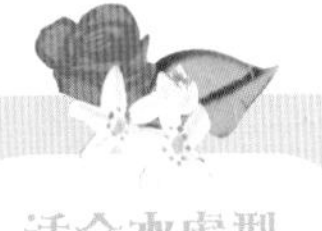

滴到浴盆里或浴房地板上都会让你恢复精神

适合水虚型的香型

- 甜橙 ● 春黄菊 ● 老鹳草
- 茴香 ● 薄荷 ● 杜松
- 乳香 ● 鸡蛋花 ● 柠檬

泡浴要领

水量：泡到肩膀（全身浴）
水温：温水（37~38℃）
泡浴时间：5~10 分钟

努力补充水分

要尽量多喝饮料，把因流汗丧失的水分补充回来。

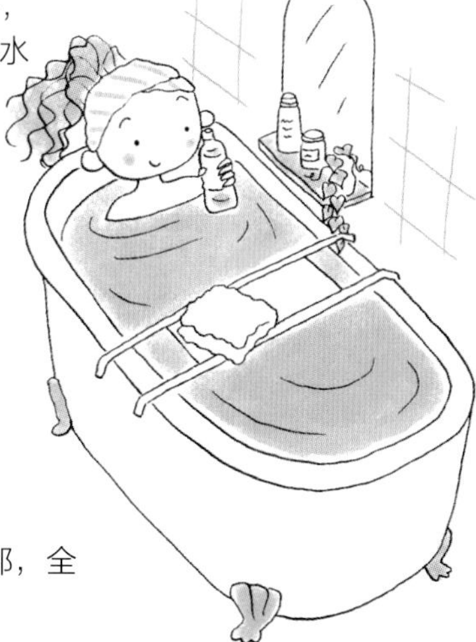

不要忘了保湿

泡浴后，不但脸部，全身都要注意保湿。

泡浴后注意擦汗

汗和皮肤上的水滴蒸发，会造成皮肤干燥，所以一定要擦干净。

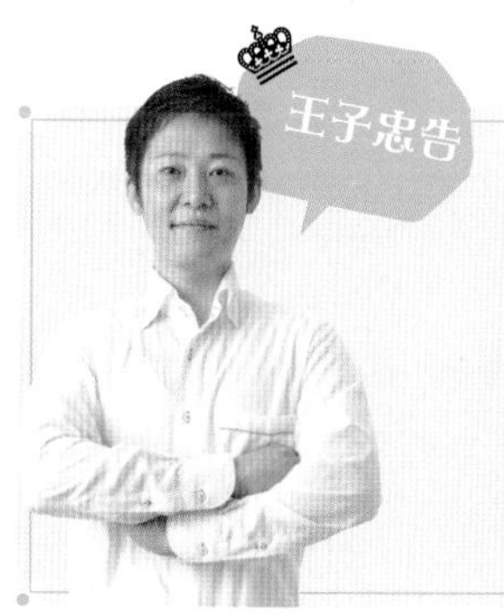

王子忠告

一般认为对于体内水不足的水虚型人来说，湿度高的泡浴可能会有许多的优点吧？但事实上却恰恰相反。和气滞型的人一样，仅仅淋浴一下就可以了。泡浴时，一定要注意浴后 5 分钟内抓紧做好保湿护理。不把身体擦干的话，皮肤很快就会干燥。日常要多加留意滋润皮肤。

不同“型”的
泡浴法

CASE 6

痰湿型

泡浴可以消除浮肿

在热水中洗个半身浴～若再加上穴位按摩效果更佳

体内留滞的多余水分，通常依靠淋巴和血液的输送，可以通过尿、汗、大便一起排出体外。但痰湿型的人这一系统的机能丧失了，水变成了稀溜溜的块。

为了改善痰湿的症状，在浴盆内装满40~42℃的热水，再加上一个盖，形成一个密闭的环境，然后入浴。浴盆内形成桑拿浴室的状态，可以保障出透汗。

但是痰湿是比较棘手的对手，除了要泡浴，如果加上穴位按摩则可以取得更好的效果。在体温提升的状态下，淋巴和血液的流动都得到了改善，加上穴位按摩一定可以战胜痰湿。不过要能再及时地补充水分，就达到了完美的状态：让身体彻底告别浮肿。

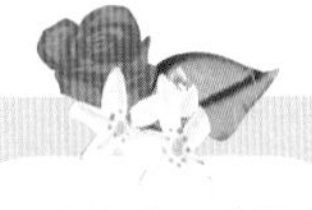

滴到浴盆里或浴房地板上都会让你恢复精神

适合痰湿型的香型

- 橙叶
- 桉树
- 侧柏
- 柑橘
- 檀香
- 橙花
- 圆柚
- 姜

泡浴要领

水量：泡到胸部以下（半身浴）
水温：热水（40~42℃）
泡浴时间：15 分钟以上

必须补充水分

出透汗后，身体的水分大量排出体外，必须有新的水分补充。

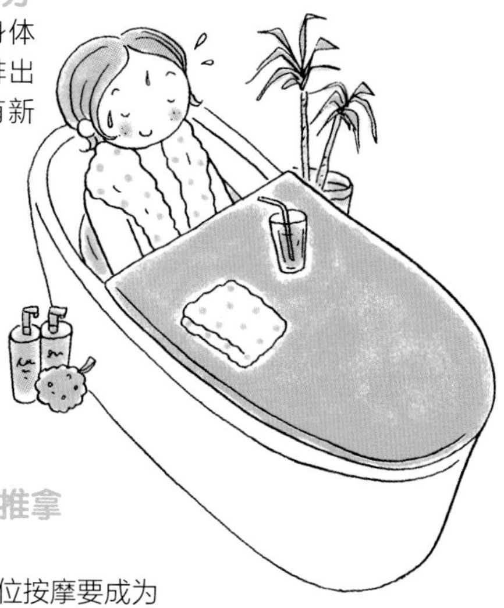

穴位按摩和推拿战胜浮肿

在浴盆内做穴位按摩要成为泡浴时的必修课。

防止泡浴水温过凉

痰湿型的人很容易受凉，别忘了出汗后的保暖。

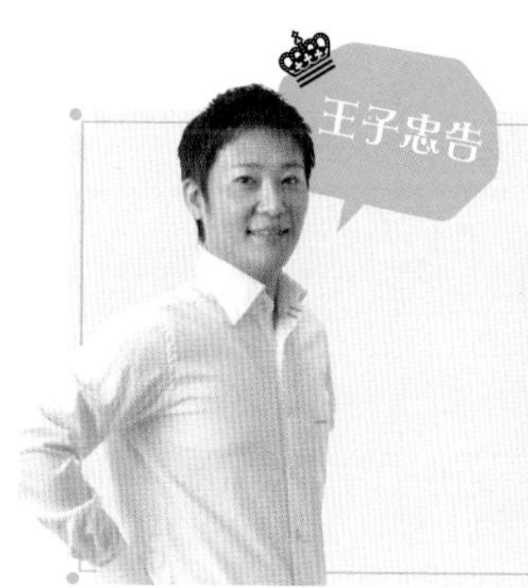

痰湿型的人泡浴时，在添加精油后应再加上蕺菜（别名侧耳根、狗贴耳）。蕺菜自古就被作为草药应用，一般称为鱼腥草，具有清热毒、化痰湿的功能。泡浴时可以饮用蕺菜茶，也可以把干蕺菜洒在浴盆内做蕺菜药浴。借助蕺菜的功效使多余的水分无法滞留，创造一个健康的身体。

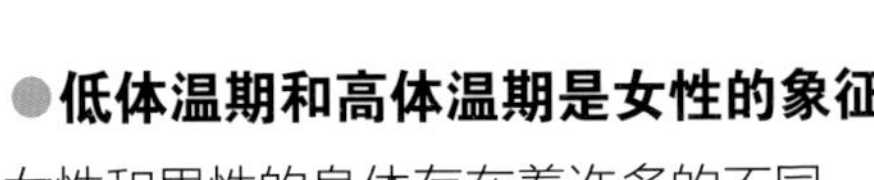

低体温期和高体温期是女性的象征

女性和男性的身体存在着许多的不同。

首先，女性和男性的基础体温就不同。如大家所知，女性的基础体温随着月经周期变化，分为低体温期（从月经结束到开始排卵）和高体温期（从排卵开始到月经来临）两个阶段。而男性的基础体温通常是恒定的。也就是说，低体温期和高体温期是女性的象征。

低体温期和高体温期相应的不同护理

汉方芳香疗法针对女性的低体温期和高体温期使用不同的香型。如果不注意区别低体温期和高体温期的不同，低体温期使用对身体有过度保暖作用的香型，而高体温期又使用有降低体温功效的香型，那么必然会使月经周期混乱，破坏荷尔蒙的平衡。

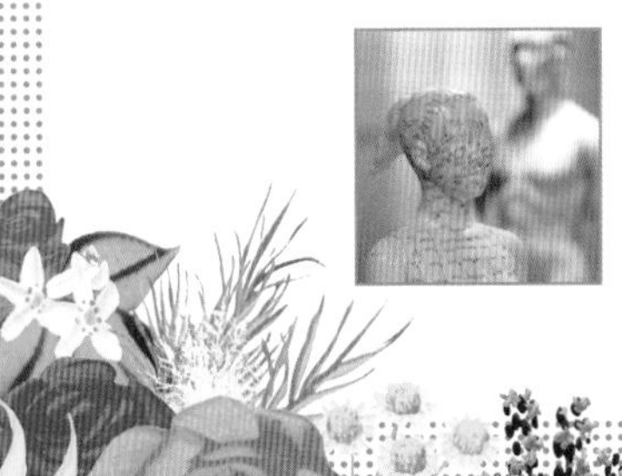

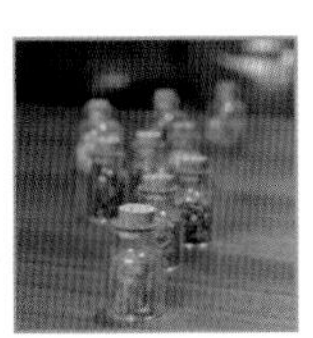

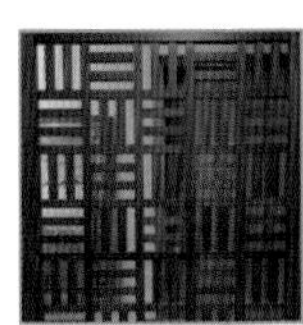

●低体温期的香型

薰衣草、老鹳草、橙花、圆柚、甜橙、香柠檬、薄荷、侧柏、依兰依兰

●高体温期的香型

玫瑰、柠檬、马郁兰、艾菊、杜松、茶树、桉树、乳香、鸡蛋花、檀香、广藿香

请从第 30~41 页中介绍的针对不同体质的香型中，在低体温期时选择适于低体温期的香型，在高体温期时选择适于高体温期的香型，只有这样才会使汉方芳香疗法取得更好的效果。

近年来，受到更年期“不调”折磨的人越来越多，为了使自己顺利地渡过更年期，重要的是在绝经前就要加强护理。根据低体温期和高体温期的不同，进行有针对性的汉方芳香疗法，可以让女性朋友在绝经后仍然有一个愉快的人生。

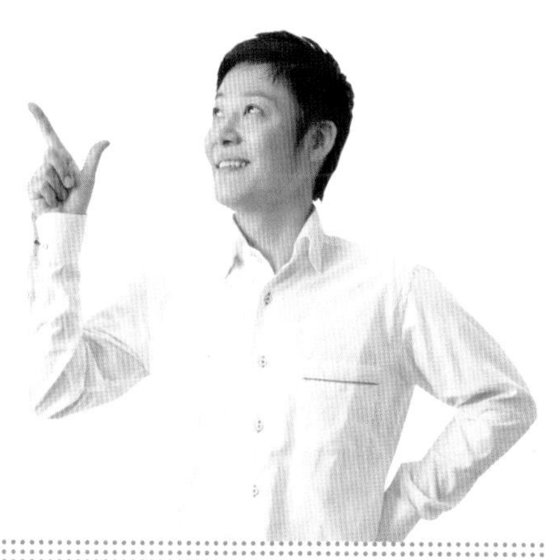

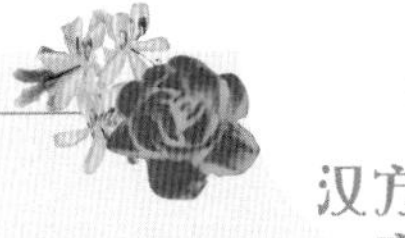

汉方王子的魔法棒

泡浴 × 穴位按摩 是消除“不调”最强的“伙伴”

泡浴中穴位按摩消除“不调”的理由

中医学认为身体中气的通道就是“经络”。这些经络如同河流，如果河流流淌得顺畅，就是健康。如果流淌停滞，甚至逆流很大，身心状况就不正常，需要调整。调整“河流”的关键部位就是“穴位”。

许多现代人因为压力、运动不足、营养失调等原因，造成身体经络失于调畅。要改变这些不正常的状态可选择的方法多种多样。例如：接受针灸治疗、服用中药治疗、选择正确的生活方式等等。但却常常忽视还有泡浴和穴位按摩这样轻松的方法。

温暖身体可以使气的流动顺畅起来，也就是说，仅仅泡浴就可以调整气的流动。在调理好气的流动的状态下，如果再加上穴位按摩，自然会受到更加显著的效果。无事放空时就是绝好的穴位按摩的时机。

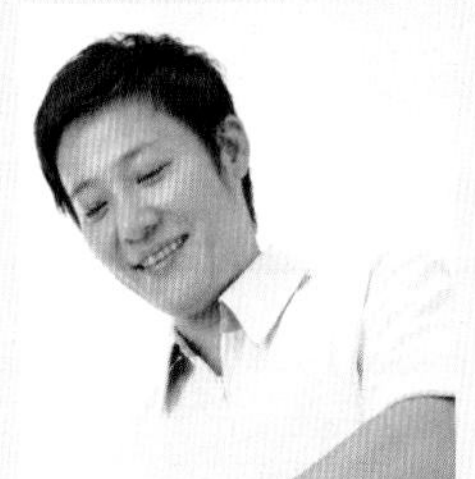

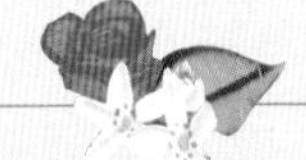

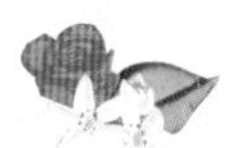

对“不调”最有效！健康美魔法［身体篇］

即使还没到必须去医院的程度，但就是觉得身体哪里不舒服……

这时，汉方芳香疗法中的“穴位按摩”该出场了。

直面自己的身体，找回健康！

第2章

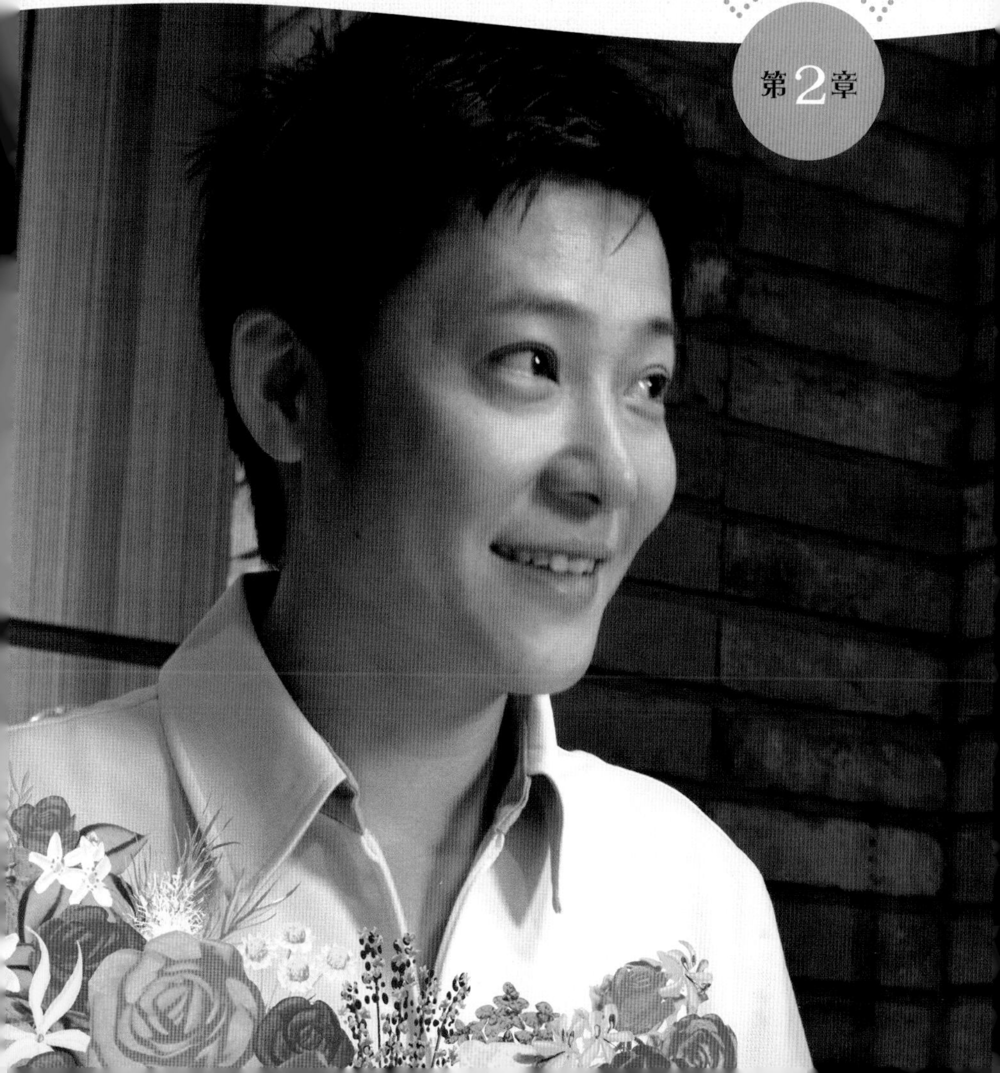

穴位的寻找法·按摩法介绍

准确按摩，效果和效率倍增！

熟练掌握穴位按摩的基本功

穴位按摩要掌握两大重点："准确找到穴位的位置"和"正确的按摩方法"。

●重点① 穴位寻找法

穴位的位置存在着个体差别。读者可以一边参考本书第 47 ~ 49 页的"穴位一览表"和第 50 页以后的穴位说明，一边用手指在大体的位置周围，通过按压的感觉找到自身穴位的准确位置。按压时有钝痛、酸酸感觉的肌肉聚集处，就是你的穴位位置。

●重点② 穴位按摩法

按摩穴位的强度基本掌握在感到有"酸酸的痛感"，持续按摩 5~10 秒就好。

另外，按摩的角度也很重要。几乎所有的穴位都应该朝向身体的中心或是骨骼的边沿按摩。在不清楚的时候，要不断变化按摩方法，直到找到可以感觉到酸痛时。

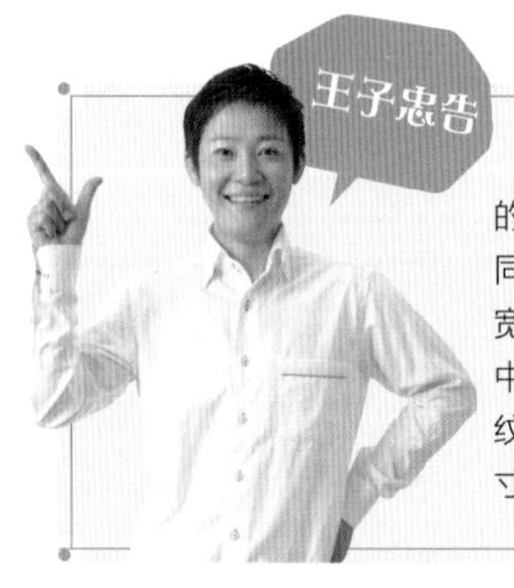

穴位的位置是依靠自身的手指测量出来的。●拇指同身寸：以自身拇指关节的宽度作为 1 寸。●将食指与中指并拢，以中指第二节横纹处为准，两指横量作为 1.5 寸。●将食指、中指、无名指三指并拢，以中指第一节横纹处为准，三指横量作为 2 寸。●将食指、中指、无名指和小指者四指并拢，以中指第二节横纹处为准，四指横量作为 3 寸。本书以后的说明将以此为依据。

【本书中介绍的穴位一览表】

我们把本书中应用的穴位汇总起来一并介绍如下，供大家按摩时参照。
穴位的位置几乎都是左右对称的。
无论哪一侧有的穴位，对侧也一定有。

身体／侧面

●粉红字
改善身体不适（P50~79）的穴位。

●粉蓝字
调整精神情绪（P86~105）的穴位。

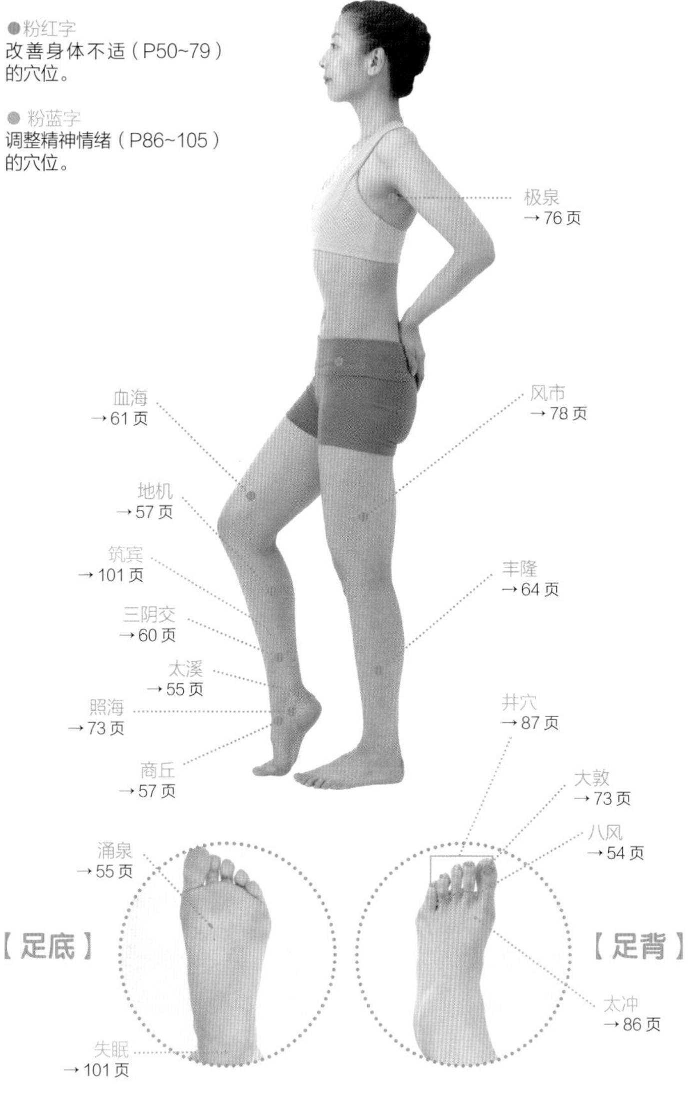

身体 / 正面

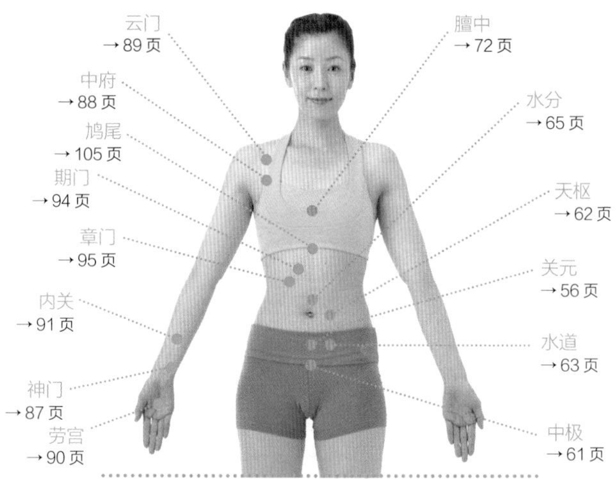
云门
→ 89 页
中府
→ 88 页
鸠尾
→ 105 页
期门
→ 94 页
章门
→ 95 页
内关
→ 91 页
神门
→ 87 页
劳宫
→ 90 页
膻中
→ 72 页
水分
→ 65 页
天枢
→ 62 页
关元
→ 56 页
水道
→ 63 页
中极
→ 61 页

身体 / 背面

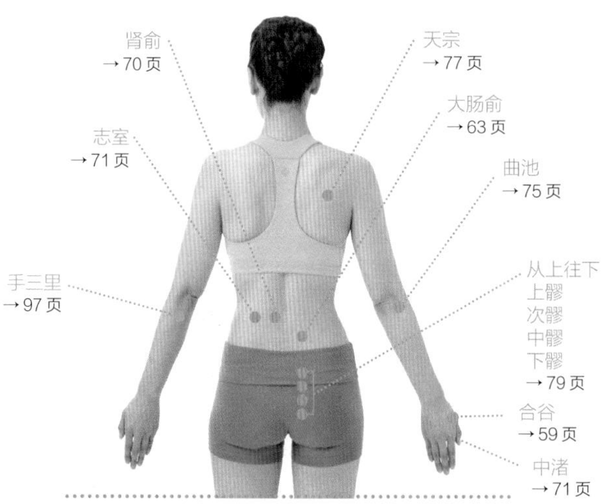
肾俞
→ 70 页
志室
→ 71 页
手三里
→ 97 页
天宗
→ 77 页
大肠俞
→ 63 页
曲池
→ 75 页
从上往下
上髎
次髎
中髎
下髎
→ 79 页
合谷
→ 59 页
中渚
→ 71 页

头部 / 正面

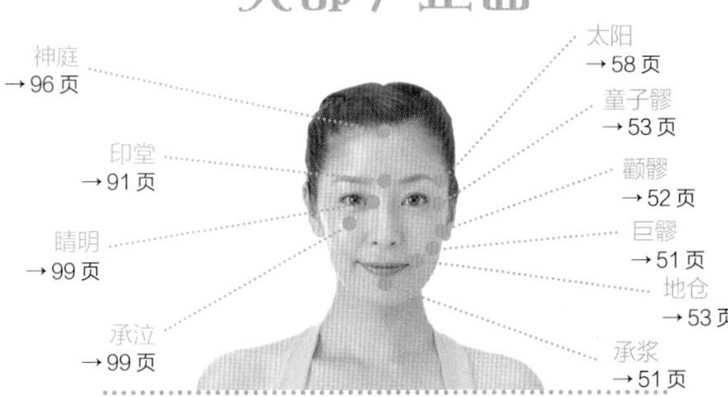
神庭
→96 页
印堂
→91 页
睛明
→99 页
承泣
→99 页
太阳
→58 页
童子髎
→53 页
颧髎
→52 页
巨髎
→51 页
地仓
→53 页
承浆
→51 页

头部 / 背面

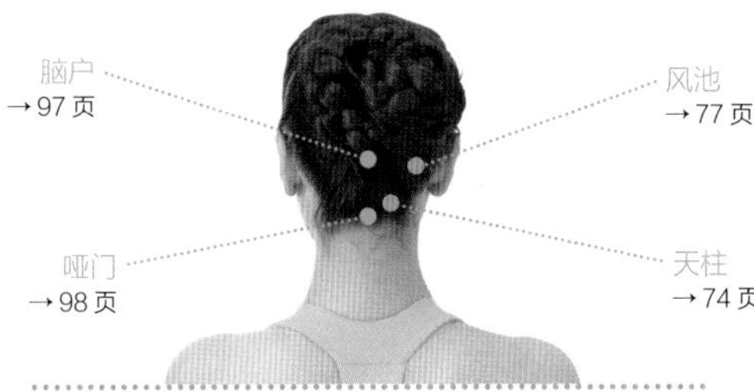

头部 / 侧面

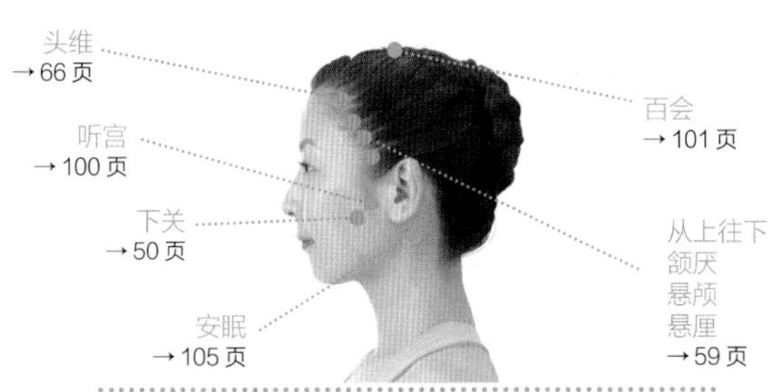

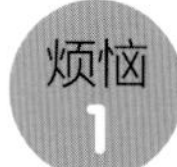

对“不调”最有效！
健康美魔法

【身体篇】

烦恼 1

皮肤皱纹·松弛

以年轻水灵的皮肤为目标！

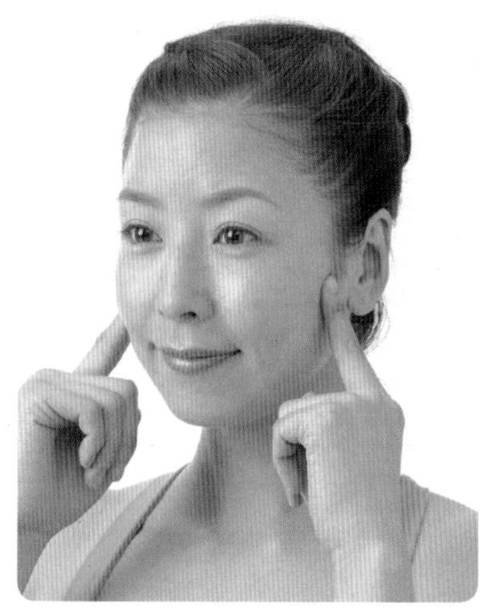

1

按摩下关

将食指放在下关穴上，向上按压。两侧同时进行。

下关

由耳屏先前1横指有一高骨，其下面有一凹陷即是该穴。张口时，骨头隆起。

[穴位按摩适应型]

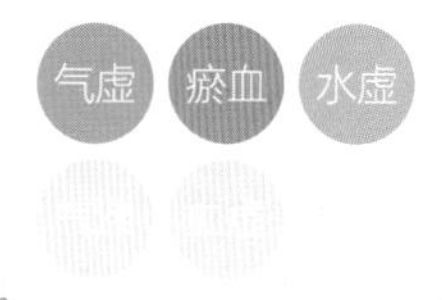

按摩穴位，让皮肤年轻5岁！

当你发现自己出现双下巴、法令纹、眼角纹时，就说明你皮肤的弹力和水分开始丧失了。每天按摩下关穴，可以把弹力和水分重新恢复起来。下关穴是一个支撑整个脸部肌肉的穴位，可以起到瘦脸的作用。承浆穴可以有效地改善皮肤浮肿或松弛。巨髎穴对法令纹最有效，可以强化口部周围的肌肉。

2
按摩承浆

将食指放在承浆穴上，向上按压。

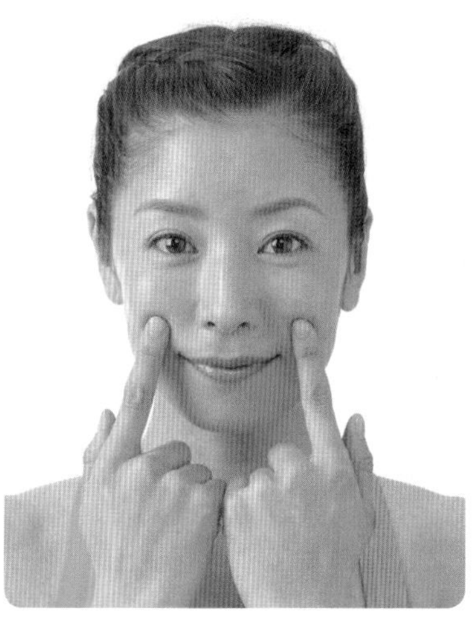

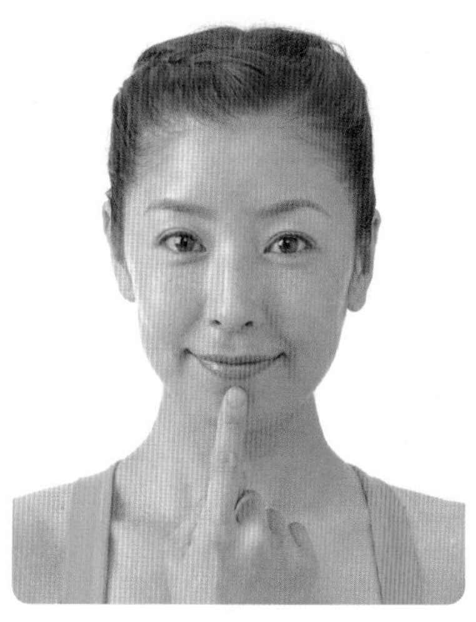

3
按摩巨髎

将食指放在巨髎穴上，向上按压。两侧同时进行。

承浆

下唇下方正中之凹陷处。

巨髎

瞳孔直下，平鼻翼下缘处，当鼻唇沟外侧。

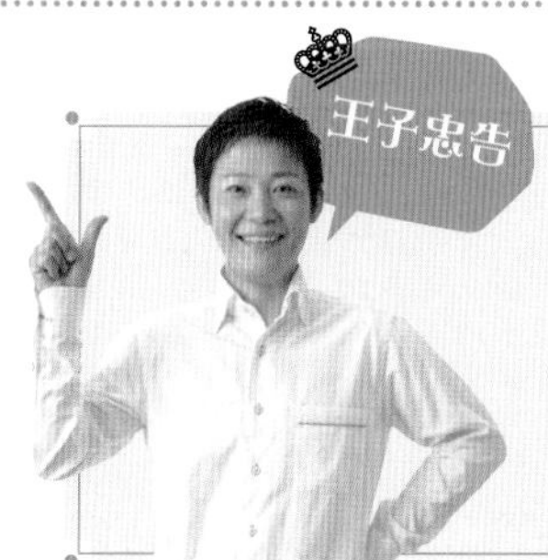

脸部肌肉一旦松弛下来，就具有记忆性质，因此，按摩上述穴位要向上按压才可以起到提升皮肤的作用。要养成洗脸时同时按摩的习惯。

对“不调”最有效！
健康美魔法

【身体篇】

烦恼 2

粉刺·皮肤粗糙

原因在于头部有滞留热

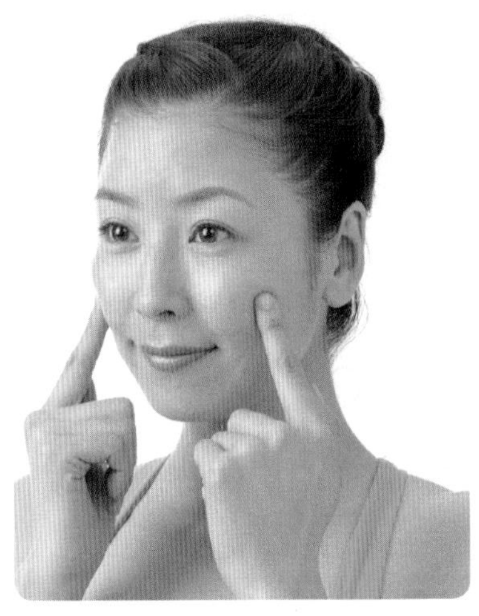

1 按摩颧髎

将食指放在颧髎穴上，向上按压。两侧同时进行。

> 颧髎
>
> 位于眼外角直下，颧骨下缘凹陷处。

[穴位按摩适应型]

头部滞留的热是烦恼的根源

中医学认为，粉刺、皮肤粗燥是体内的热滞留在头部造成的。因此，要选择相应的穴位调整好血、水的循环，把滞留在头部的热泻下去。

颧髎穴是可以调整血循环，滋润皮肤的穴位，对消除皮肤烦恼十分有效。瞳子髎穴和地仓穴对泻下滞留在眼和口部的热，促进新陈代谢也很有效。

2

按摩瞳子髎

将食指放在瞳子髎穴上，向上按压。两侧同时进行。

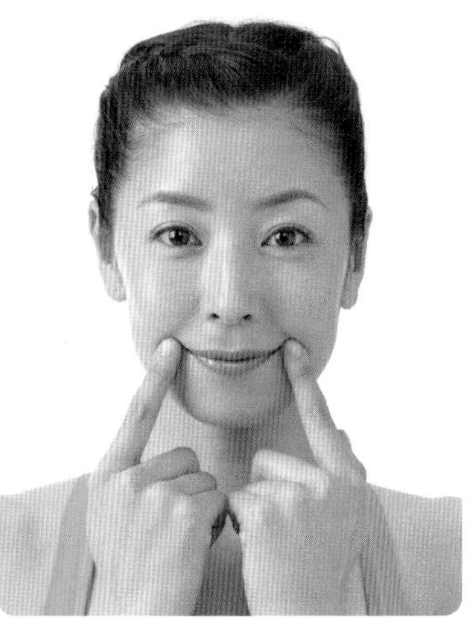

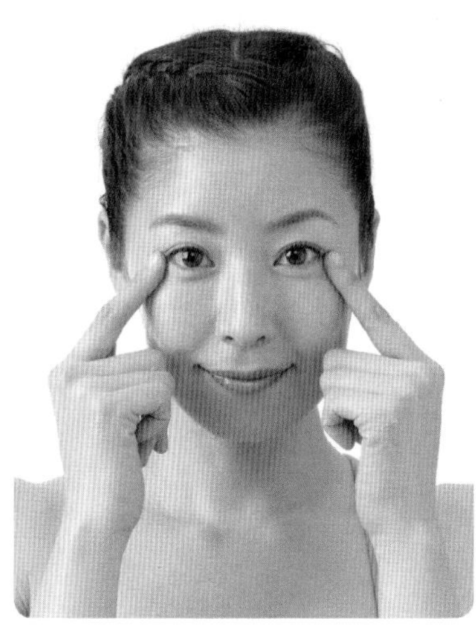

3

按摩地仓

将食指放在地仓穴上，向上按压。两侧同时进行。

瞳子髎	地仓
位于外眼角外侧 0.5 寸（约半拇指横宽）凹陷中。	位于口角外侧，瞳孔直下垂线与口角水平线相交点。

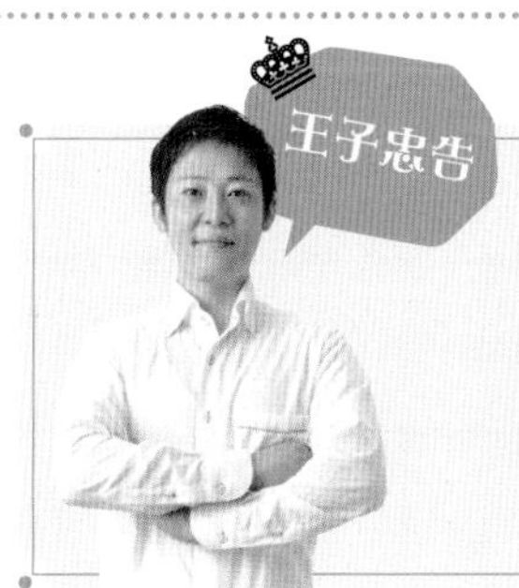

“皮肤是内脏的镜子”，粉刺、皮肤粗燥便是暴饮暴食或偏食造成内脏功能下降的证据。因此，要在按摩穴位，护理皮肤的同时，改变自己的饮食习惯。

对“不调”最有效！
健康美魔法

【身体篇】

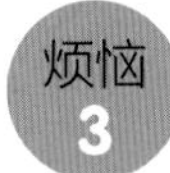

烦恼 3

脚冷

改善让人痛苦的畏寒！

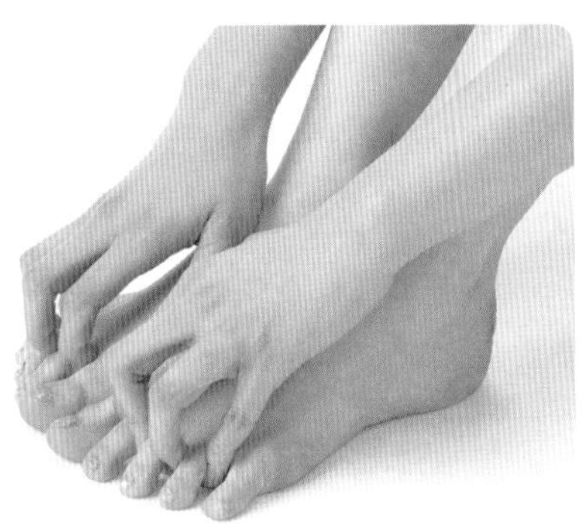

1

按摩八风

将左手指放到左脚趾间，将右手指放到右脚趾间，向身体侧牵拉。

八风

位于脚趾根部，足背部和足底部皮肤的交界处，两足共有 8 个部位。

[穴位按摩适应型]

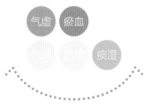

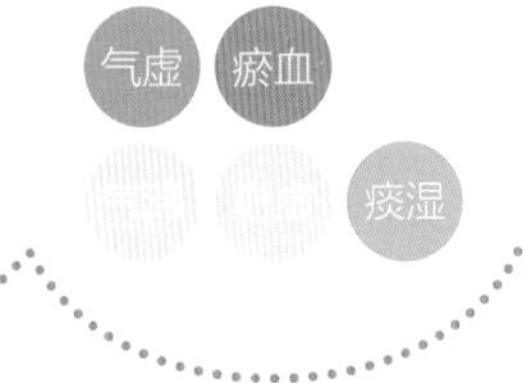

冷感是健康的大敌，要及早护理！

按摩穴位可以起到扩张血管，促进血行，温暖身体的作用。可以说，穴位按摩是消除冷感的最佳对策。特别是本节中介绍的三种穴位，无论哪一个在克服畏寒时都有即时的效果，而且，受到刺激后，可以促进脚部的血行，连脚尖都会感到暖和和的。

寒是万病之源，要用心及早护理。

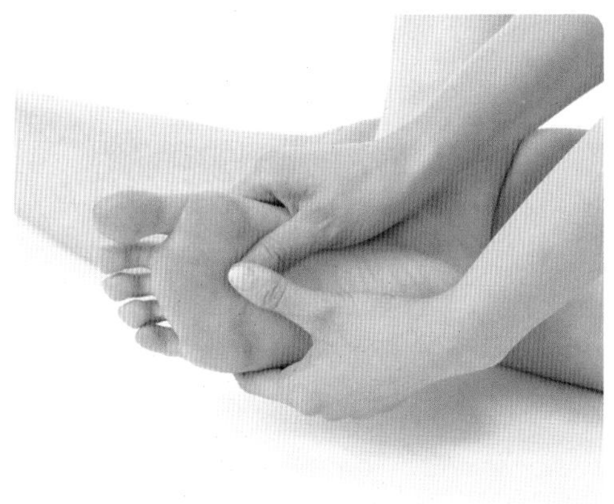

2

按摩涌泉

将两拇指重叠按在涌泉穴上，向脚趾侧按压。两侧同样进行。

> **涌泉**
>
> 位于第 2、3 脚趾缝与足跟连线靠近脚趾端的 1/3 处，或者用力弯曲脚趾，在脚底出现的人字纹接点处。

3

按摩太溪

用右手的拇指按压右脚太溪穴，用左手的拇指按压左脚太溪穴。

> **太溪**
>
> 位于足内侧，脚内踝后方与脚跟骨筋腱之间的凹陷处。

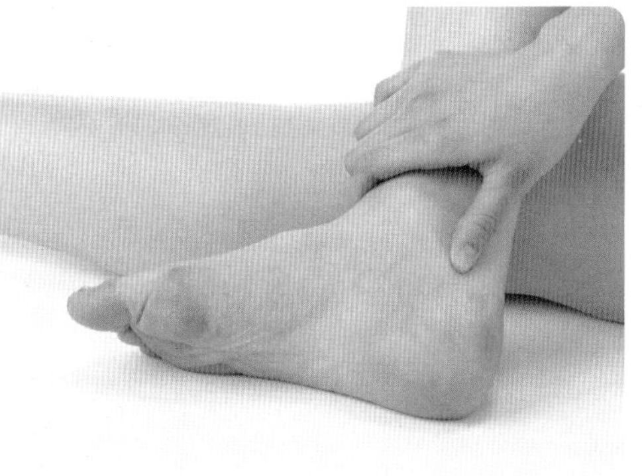

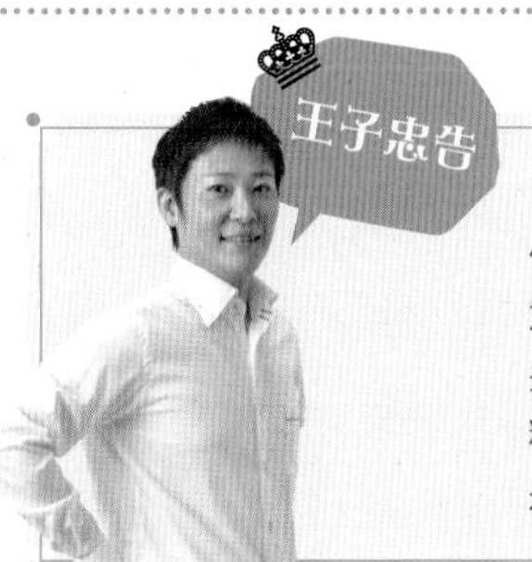

王子忠告

涌泉穴是脚心的代表穴位。有“生命能量涌出”的意思，对血行不畅、疲劳、头晕眼花、浮肿、妇科疾病、精神疲劳等有较好的效果。是一个值得记住的穴位。

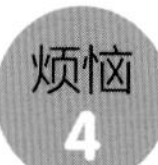

对“不调”最有效！
健康美魔法

【身体篇】

烦恼 4

倦怠·疲劳

有疲劳感的人按摩这三个穴位试试！

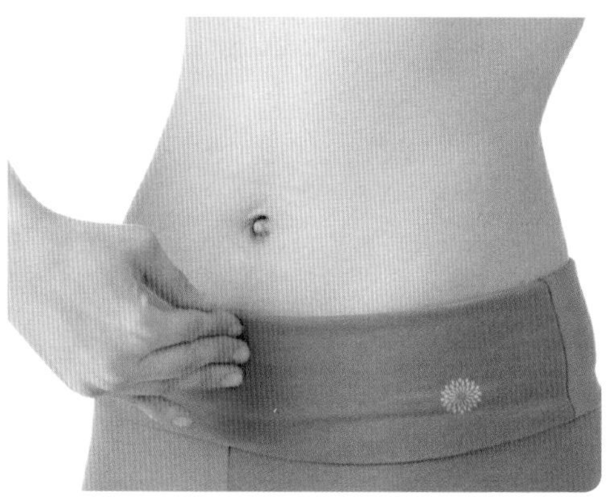

1

按摩关元周围

将食指、中指和无名指并拢立起，置于关元穴的周围，向背部方向按压。

关元

位于身体正面正中线上，肚脐下 3 寸（4 横指宽）处。

［穴位按摩适应型］

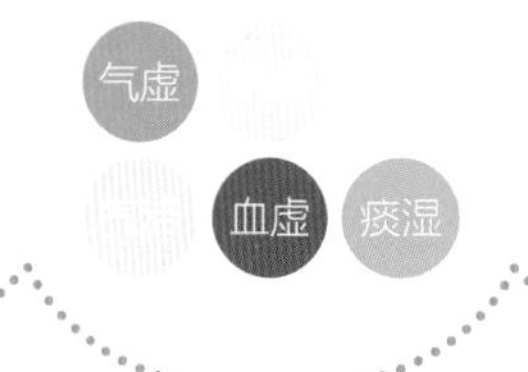

刺激下腹部，可以激活“气”！

出现倦怠感、疲劳感时，中医学首先要按摩下腹部的穴位。因为下腹部是储存能量源——“气”的地方，给予刺激可以激活“气”。

关元穴在下腹部的穴位中是一个具有即时效果的穴位。仅仅以关元穴为中心，轻轻按摩整个下腹部就可以收到较好的效果。商丘穴和地机穴可以使“气”的循环更顺畅。

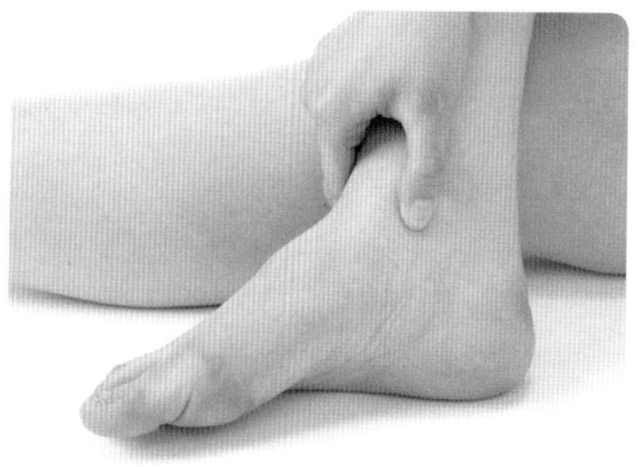

2

按摩商丘

用右手的拇指按压右脚商丘穴，用左手的拇指按压左脚商丘穴。

商丘

位于内踝前下方凹陷中，当舟骨结节与内踝尖连线的中点处。

3

按摩地机

用右手的拇指按压右脚地机穴，用左手的拇指按压左脚地机穴。

地机

位于小腿内侧，膝关节骨隆起处至内踝尖的连线上 1/3 处。

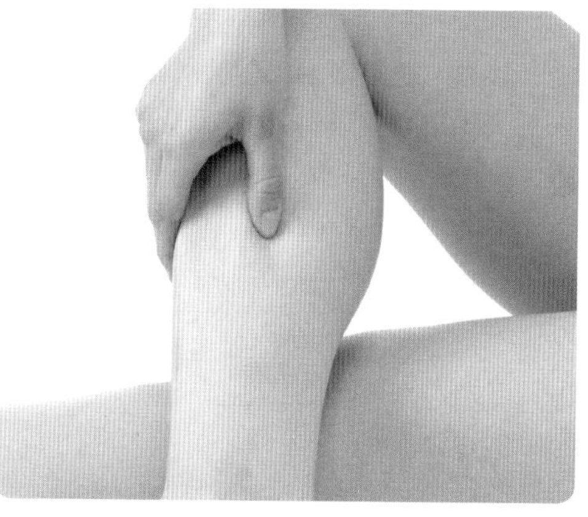

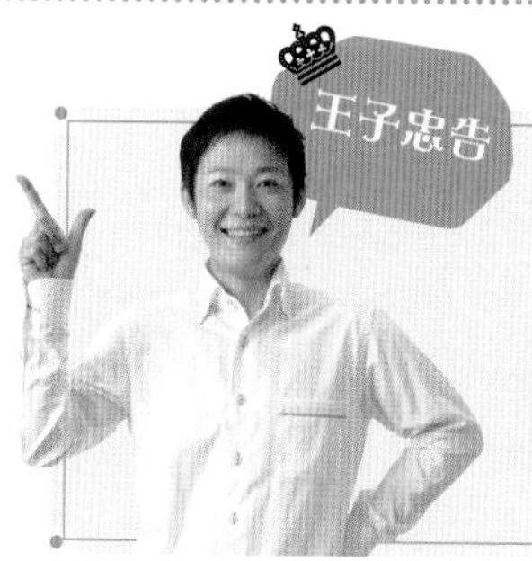

武术、气功中常有“气守丹田”的说法。丹田是“气”聚集的地方，和关元穴大致相当。将气聚集在此，就会提振精神，拥有健康。

对“不调”最有效！
健康美魔法

【身体篇】

烦恼
5

偏头痛

按摩穴位可以缓解疼痛

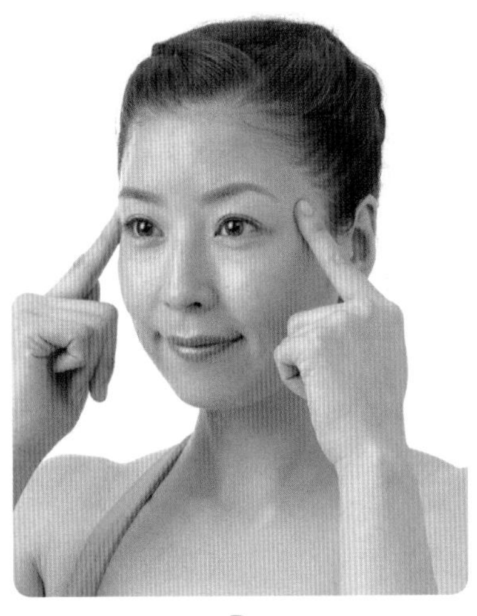

1

按压太阳

用食指向内按压刺激太阳穴，两侧同时进行。

太阳

在眉梢与眼外角之间，向后约 1 寸 (1 拇指宽) 的凹陷处。

[穴位按摩适应型]

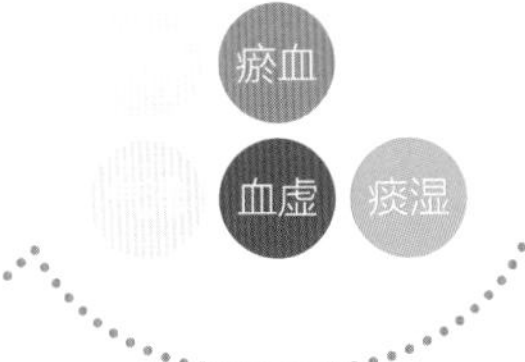

击退常常缠绕女性的偏头痛

在头痛中常常缠绕女性的偏头痛，一般多由神经炎症、血管扩张引起。典型的症状是一侧头部脉搏跳动样疼痛。

上面介绍的太阳穴、颔厌穴、悬颅穴、悬厘穴都有抑制太阳穴周围神经炎症和血管扩张的作用。按压合谷穴对抑制脸部疼痛有很好的效果，一旦出现症状要立即按压。

2

按压颔厌、悬颅、悬厘

把两食指的侧面放在两侧颔厌、悬颅、悬厘等穴位上，同时向内按压。

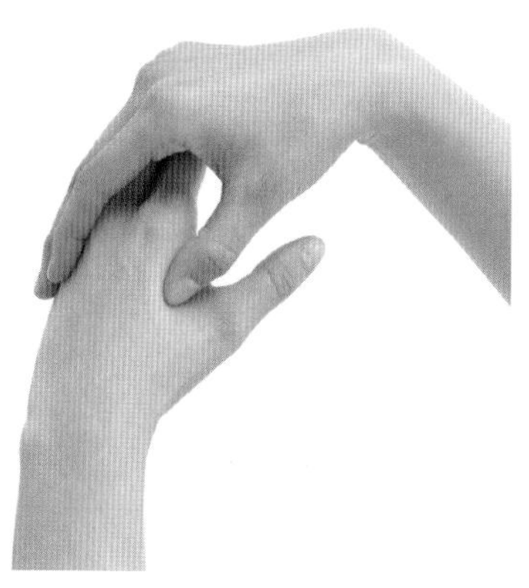

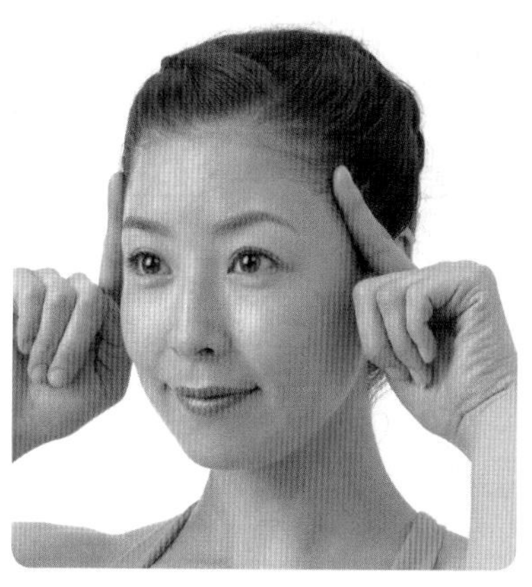

3

按压合谷

用拇指按压对侧手的合谷穴，向食指骨处用力。两侧交替进行。

颔厌、悬颅、悬厘

此三穴位均位于人体的头部鬓发处。颔厌穴位于额角下，试做嚼食状，此处随咀嚼而微动；悬颅穴位于颔厌穴斜下方，略高于耳尖；悬厘穴与悬颅穴只差毫厘。

合谷

位于手背处，用一只手的拇指第一个关节横纹正对另一只手的虎口边，拇指屈曲按下，指尖所指处就是合谷穴。

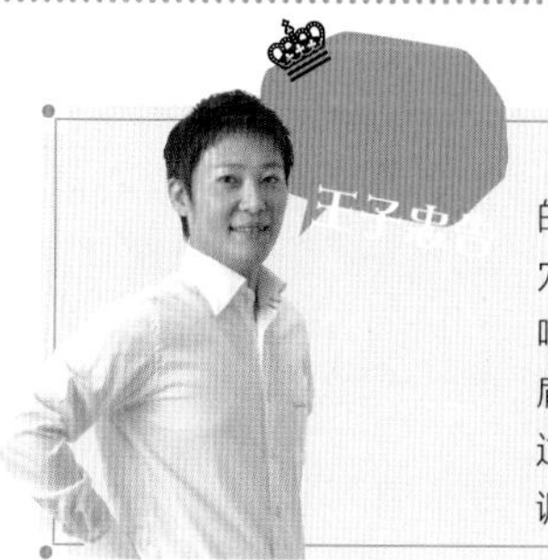

手上的穴位中，最有名的就是有万能穴之称的合谷穴了。除了消除偏头痛、耳鸣等头部烦恼外，对于缓解肩凝、胃疼、粉刺、皮肤粗燥、过敏、便秘，改善心功能“不调”也有较好的效果。

对“不调”最有效！
健康美魔法

【身体篇】

烦恼 6

痛经·下腹痛

把女性特有的烦恼交给穴位按摩来解决

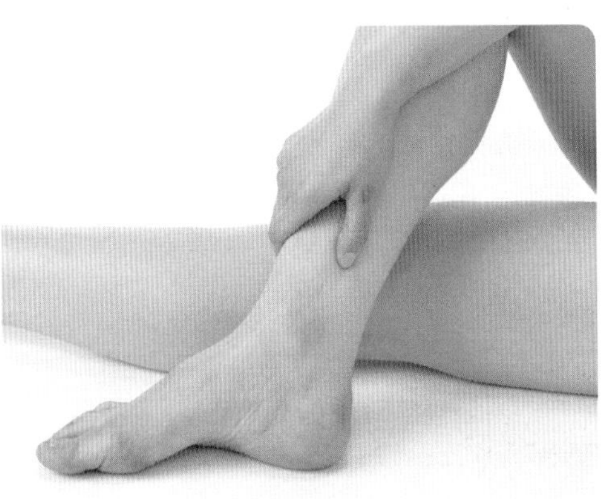

1

按摩三阴交

用右手的拇指，顺着骨侧按压右脚三阴交穴；用左手的拇指，顺着骨侧按压左脚三阴交穴。

三阴交

位于小腿内侧，内踝高点上3寸（4横指宽），胫骨内侧后缘处。

[穴位按摩适应型]

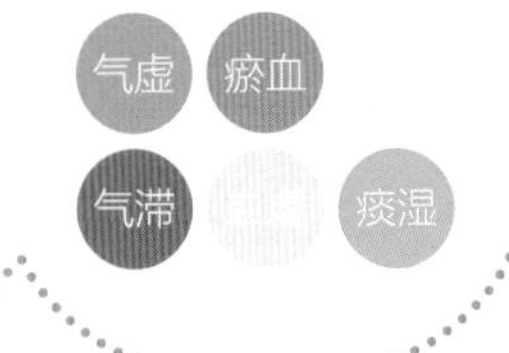

对痛经最有效的两大穴位——血海和三阴交

因痛经而苦恼的女性要记得按压三阴交穴和血海穴哦。这两个穴位都可以调整激素平衡，促进血循环的正常化。对痛经、月经不调、更年期综合征等妇科疾患都有很好的治疗效果。

中极穴可以缓解下腹部畏寒，减轻痛经，还可以有效地治疗尿频、尿失禁等疾患。

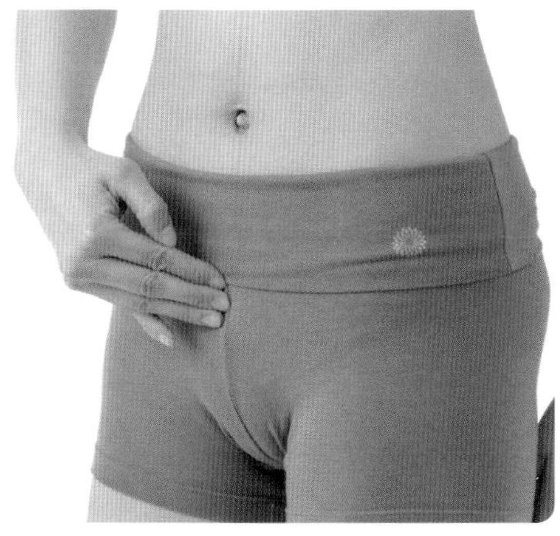

2

按摩中极周围

将食指、中指和无名指并拢，一边均匀呼吸，一边按摩中极穴及周围。

> 中极
>
> 位于人体下腹部，前正中线上，将耻骨和肚脐的连线五等分，由下向上 1/5 处。
>
> ※ 耻骨：骨盆的一部分，用手指沿肚脐往正下方寻找，摸到骨头处即是。

3

按压血海

屈膝，将两拇指重叠按在血海穴上，向上方按压。两侧同样进行。

> 血海
>
> 在大腿内侧，屈膝时髌骨内上缘 2 寸（3 横指宽）处，或用力蹬直下肢时股四头肌内侧的隆起处。也可请他人协助，面对你用掌心盖住膝盖骨，右掌按左膝，左掌按右膝，手掌自然张开，大拇指端触及的位置即是。

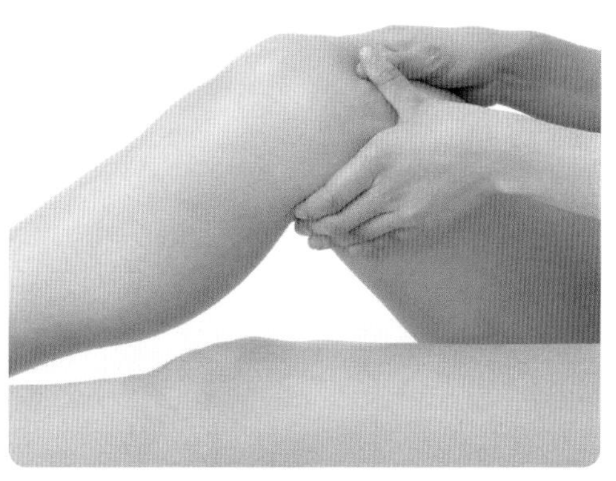

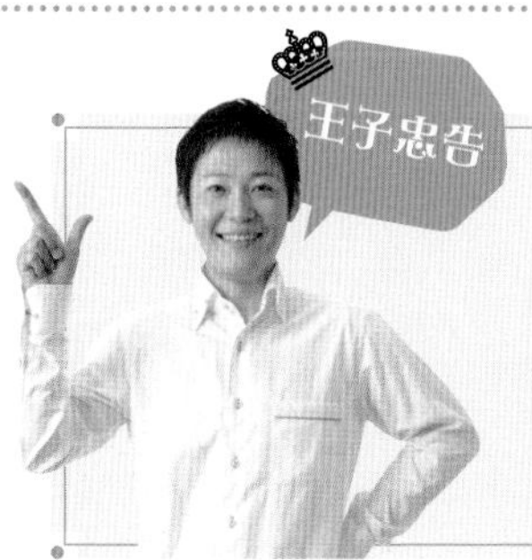

王子忠告

三阴交穴和子宫功能关系密切，对妇科疾患都有治疗效果，所以，不单经期，平日里也要经常按摩。

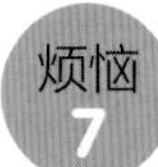

对“不调”最有效！
健康美魔法

【身体篇】

烦恼
7

便秘·腹泻

肠功能紊乱怎么办？

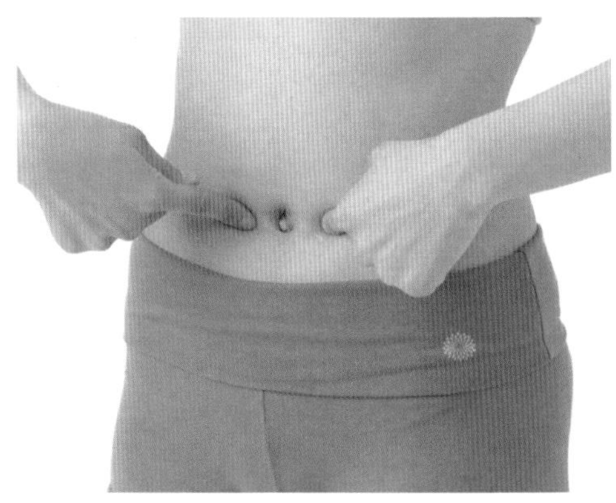

1

按压天枢

双手的食指放在天枢穴上，两侧同时按压。

天枢

位于中腹部，肚脐向左右旁开两横指处。

［穴位按摩适应型］

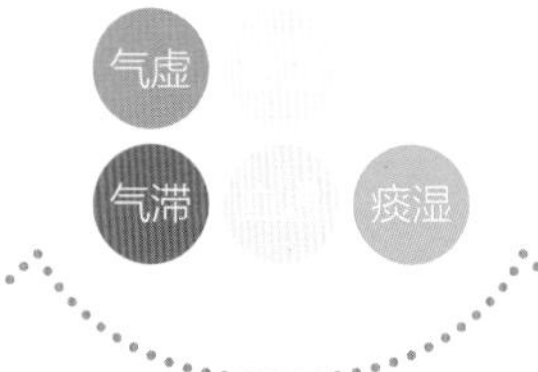

调整肠功能，治疗便秘和腹泻

便秘和腹泻的症状是相反的，但原因却是相同的，都是由于肠功能紊乱引起的。因此，要按压天枢穴和大肠俞穴，起到调整肠功能的作用。经常按压这两个穴位可以预防便秘和腹泻。

另一方面，水道穴有调整肠道水分吸收的功能。经常便秘和腹泻的人要经常按压水道穴。

2

按压水道

双手的食指放在水道穴上，一边均匀呼吸，一边两侧同时按压。

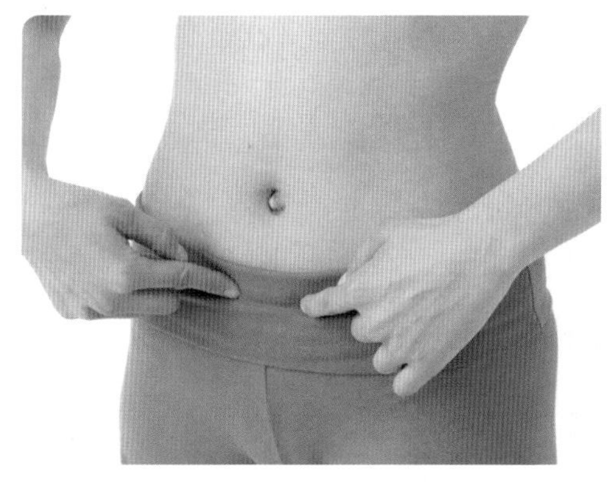

> 水道
>
> 位于下腹部，肚脐往下 4 横指（关元穴），再左右旁开 2 横指宽处。

3

按压大肠俞

把双手的拇指放到后背大肠俞穴上，两侧同时按压。

> 大肠俞
>
> 位于腰部。两髂嵴最高点的连线与脊柱的交点，即是第 4 腰椎棘突下，再左右旁开 2 横指宽处。

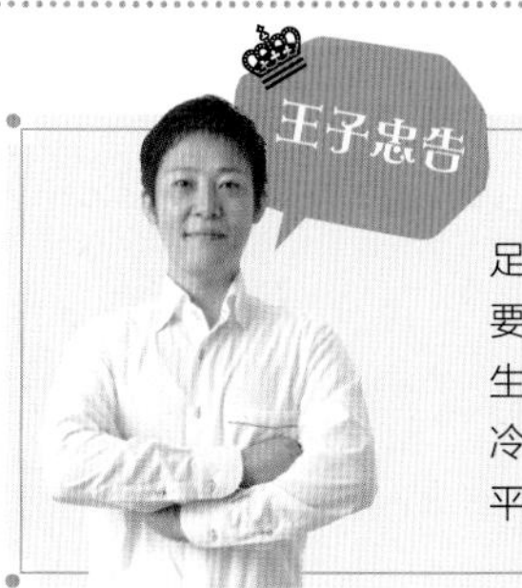

饮食生活不规律、运动不足容易引起便秘和腹泻。不但要按摩穴位，日常养成良好的生活方式也至关重要。而且寒冷会引起肠功能恶化，所以，平常要注意身体的保暖。

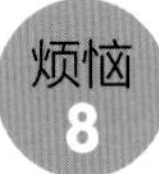

对“不调”最有效！
健康美魔法

【身体篇】

烦恼
8

浮肿

重要的是一旦发现就要及早解决

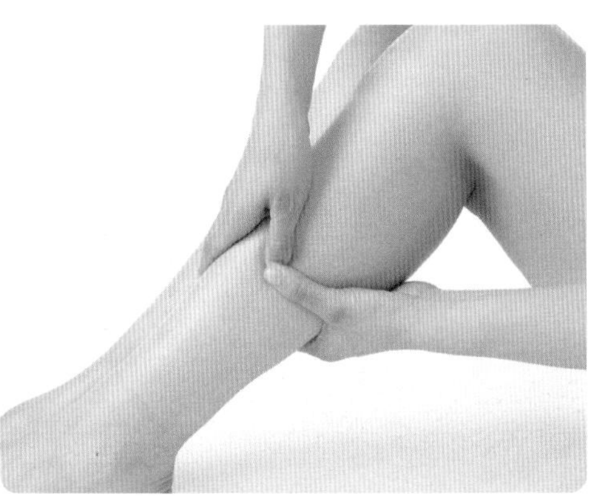

1

按压丰隆

将两拇指重叠用力按压丰隆穴。两侧同样进行。

> **丰隆**
>
> 位于外膝眼和外踝前缘（与外踝尖平齐）连线的中点，距胫骨前缘约2横指宽处。

［穴位按摩适应型］

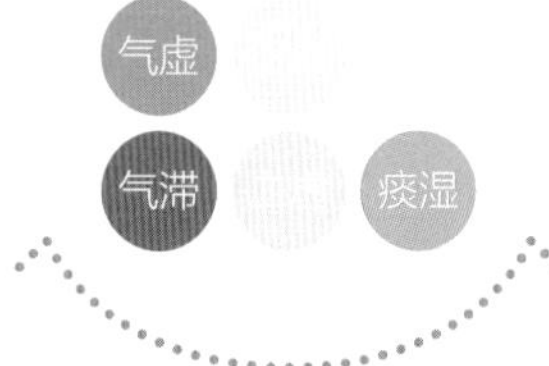

消除浮肿的妙方：按摩穴位和深呼吸

浮肿的本质就是体内积蓄了多余的水分和废弃物。按摩穴位可以促进这些水分和废弃物的排泄。丰隆穴有提高水分代谢的功能，可以促进血液和淋巴的循环。

另外，深呼吸可以加大横膈膜的运动，刺激内脏加快新陈代谢，从而消除浮肿。

2

腹式呼吸

从鼻孔使劲吸气，再从口腔内慢慢呼出。反复做 3~4 次。

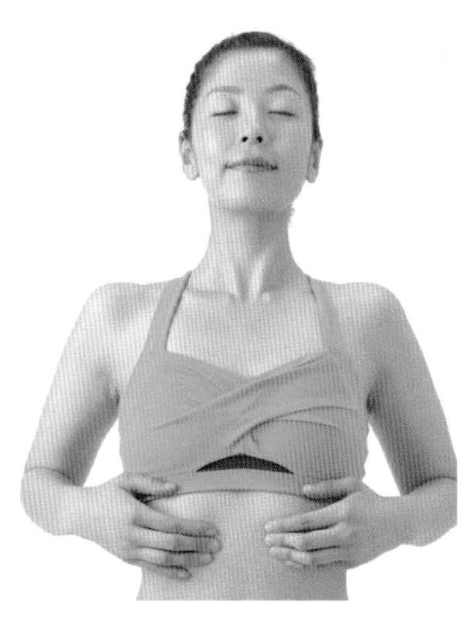

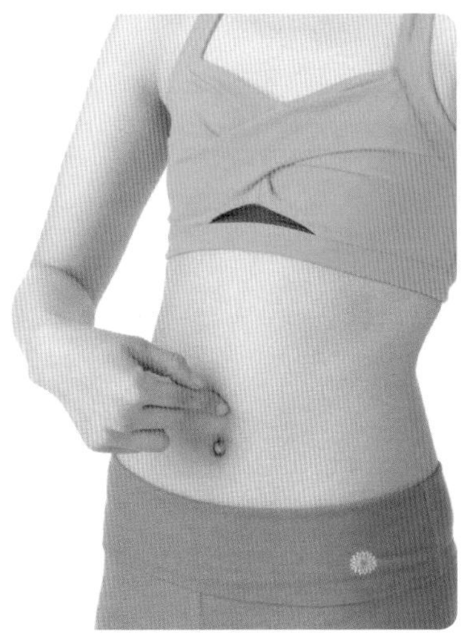

3

按压水分

将食指放在水分穴上，配合呼吸向后背方向按压。

水分

位于上腹部，肚脐上 1 拇指横宽处。

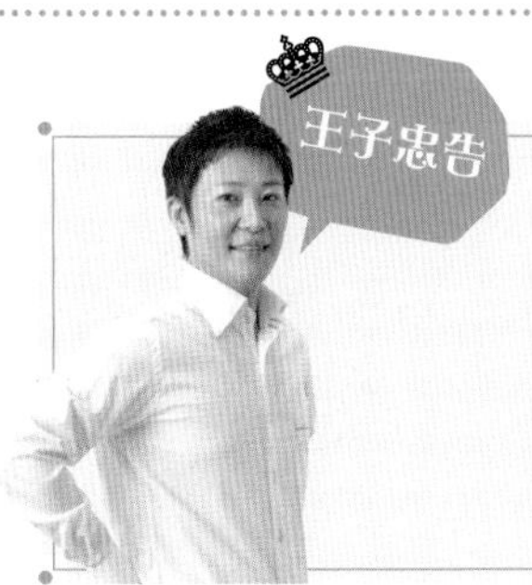

试着按压腿肚子内侧 20 秒，手指拿开后，按压部位凹下去了，而且弹不起来，就证明是浮肿了。那就要赶快用我们的健康美魔去了。

对“不调”最有效!
健康美魔法

【身体篇】

烦恼
9

脱发·头发损伤

漂亮的头发是美丽女性的『标配』!

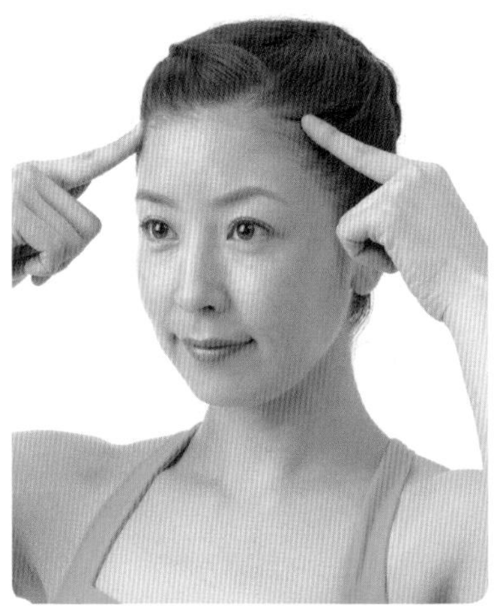

1

按压头维

两侧同时用食指按压头维穴。

> 头维
>
> 额角发际向上半拇指横宽处。拟从两眉头正中直入头发边半拇指横宽左右，然后向两侧拉横线，与耳前鬓角前直上线相交，即是该穴。

[穴位按摩适应型]

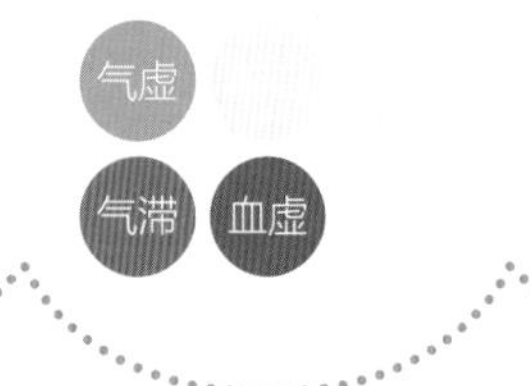

美发要从促进头部血流开始

给头发输送营养是血液的责任。要防止头发稀薄、脱发，首先就要按压头维穴，以提高头部的血流为目的。

接着就要给头皮做按摩，抓住头发根往上提。这样可以起到一起刺激头部的大部分穴位的作用。还要把这些动作养成洗头时的习惯。

2

按摩头皮

用手指的指腹按摩整个头皮。但要注意不要让指甲划伤头皮。

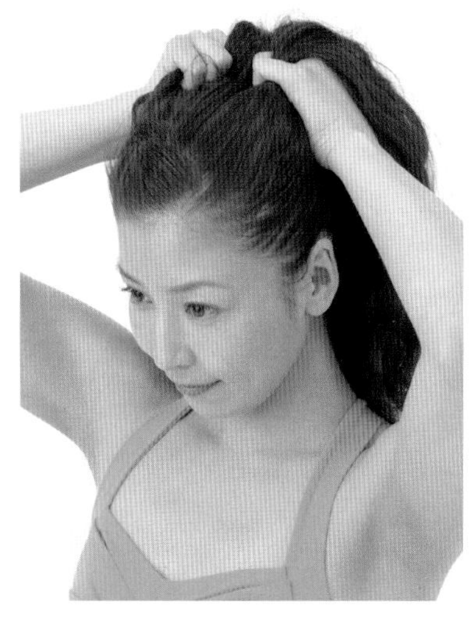

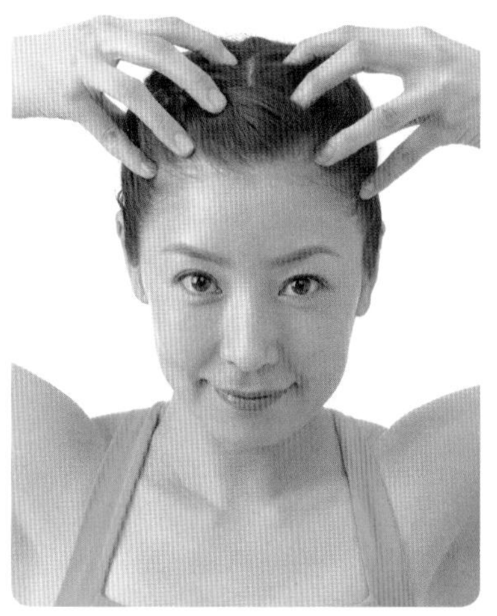

3

把头发根往上提

用双手使劲抓住头顶部的头发根部，把头发往上提。前头部、后头部都要做。

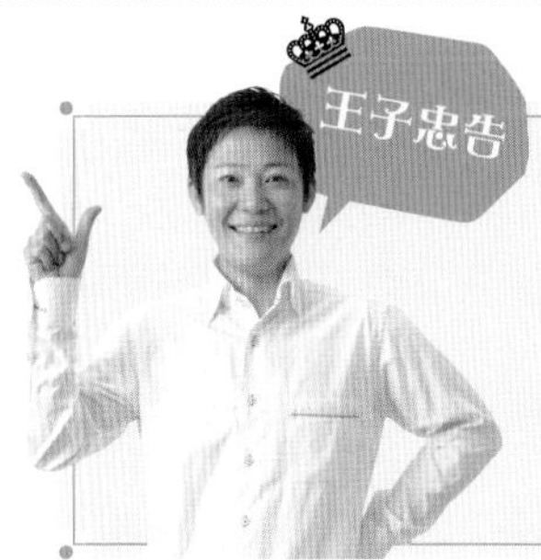

中医学把头发称作“血之余”，认为头发＝余下来的血。血一旦出现问题，一定是承担着输送“血”的“气”也出现了问题，给头发造成了不良影响。

突然遭到原因不明的眩晕袭击——激起我对中医学兴趣的起因

那是 15 年前的事了。当时我正在一家综合医院做临床检验医师，突然莫名其妙地得了眩晕症，甚至日常生活都几乎无法自理。我几乎做了医院里所有的检查，但结果却都是“无异常”。正当我一筹莫展时，一位医生朋友介绍我去做针灸治疗。当时的我根深蒂固地认为“医疗 = 在医院进行的行为”，所以对针灸治疗完全是持怀疑态度的。在实际的诊疗过程中，只被问些看似和眩晕无关的问题，而且针灸的部位也不在头部，而是只在手脚上进行。心中不免有些隐隐的不安——这能算正规的治疗吗?

然而……，经过几次治疗后却出现了令人难以想象的结果，症状在我完全不知不觉中得到了惊人的改善。那以后再接受治疗时身心就稳定踏实多了。以此为契机，我开始对这门一切以患者为中心的整体健康观的中医学产生了极大的兴趣，叩开了针灸专业领域的大门。

以融合东方医学和西方芳香疗法为目标的崭新的疗法——汉方芳香疗法诞生了。

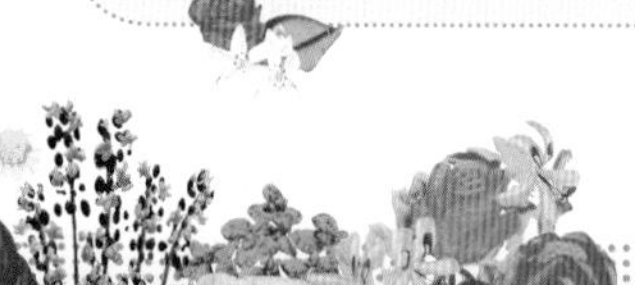

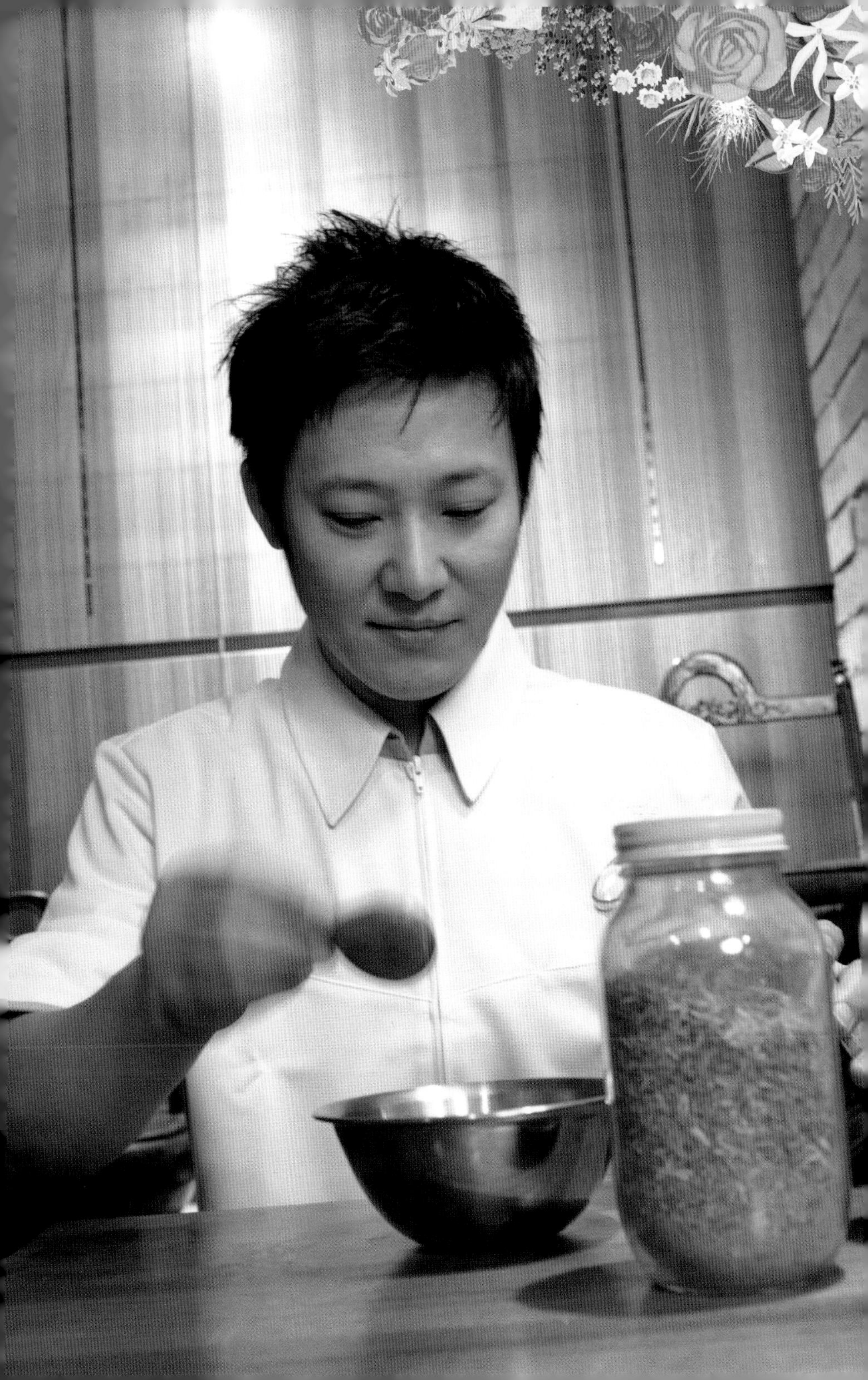

对“不调”最有效！
健康美魔法

【身体篇】

贫血

慢性头痛、疲劳的根源！

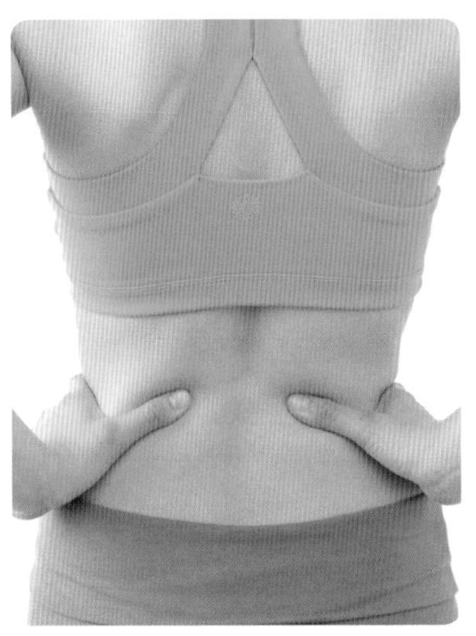

1

按压肾俞

把双手放到后背的肾俞穴上，一边慢慢地深呼吸，一边左右同时按压。

肾俞

位于第 2 腰椎棘突下（和肚脐等高），左右旁开 2 横指宽处。

[穴位按摩适应型]

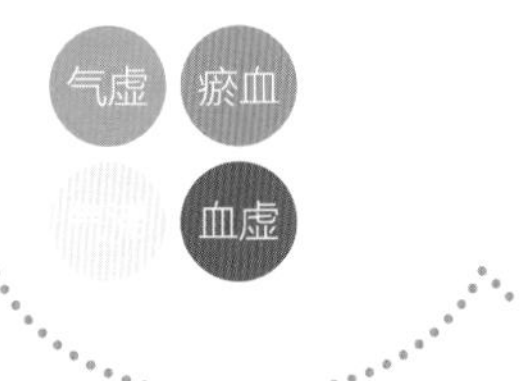

预防贫血，首先要全面改变生活方式

贫血的主要原因是减肥节食或营养不良。因此要改善贫血，重要的是首先要改善生活方式。同时，辅助于穴位按摩，把血分顺畅地输送到全身的各个部位。

肾俞穴和志室穴有改善血循环，充实血分的功效，加以刺激可以提高身体的造血功能。另一方面，中渚穴有促进血流顺畅的作用。

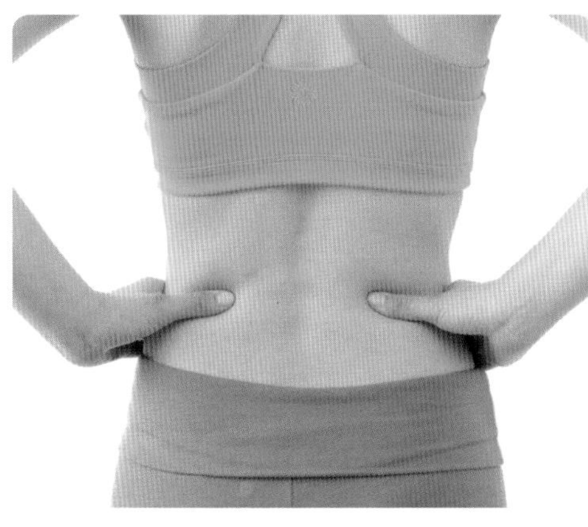

2

按压志室

两手放到腰脊两侧，拇指放到志室穴上，同时向腰脊方向按压。

志室

位于第 2 腰椎棘突下（和肚脐等高），左右旁开 4 横指宽处。

3

按压中渚

用右手的食指沿指骨缝上下按压中渚穴，左右同样进行。

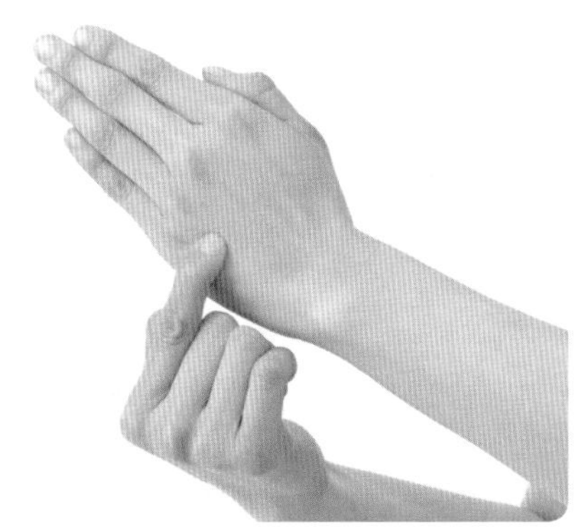

中渚

位于手背部，当第 4 掌指关节的后方，第 4、5 掌骨小头后缘间凹陷处。

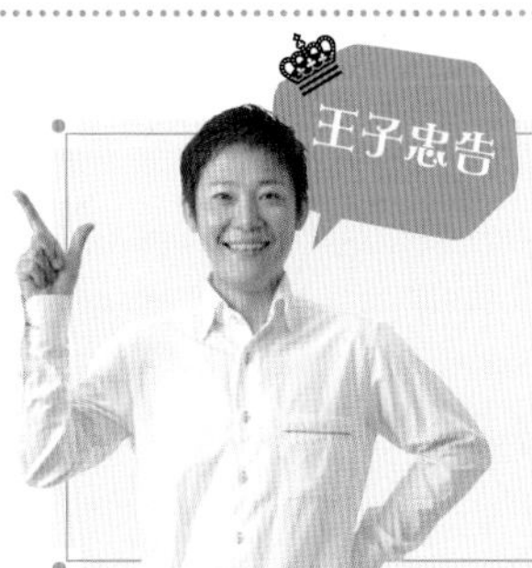

王子忠告

如同第 20~21 页介绍的那样，血虚就是血不足的状态。要注意原本就容易患贫血的“型”，也要注意“瘀血型”虽然没有血虚的状况，但循环不好。

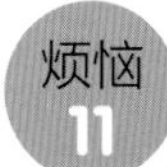

对“不调”最有效！
健康美魔法

【身体篇】

烦恼
11

头晕·发热

冷敷会适得其反！

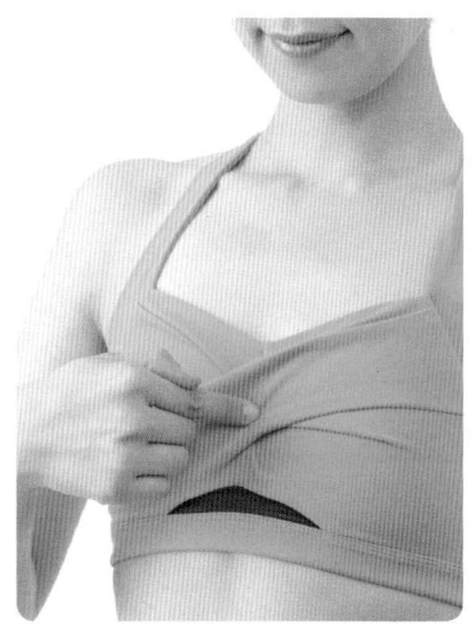

1

按压膻中

用食指按压膻中穴，可以将滞留在上半身的热向下半身分散。

膻中

位于胸部正中线上，两乳头连线的中点处。

[穴位按摩适应型]

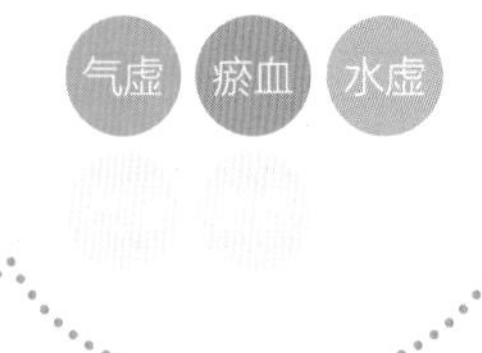

按压穴位，调节身体的体温差

中医学认为，头晕、发热是人体气、血、水的紊乱，造成热在头部附近滞留。为此，首先要按压可以调节气、血、水循环的膻中穴，将头部的郁热降下来。接着再按压大敦穴和照海穴，促进血行。于是脚底部温度上去了，身体内的体温差就迎刃而解了，头晕、发热跟着就减轻了。

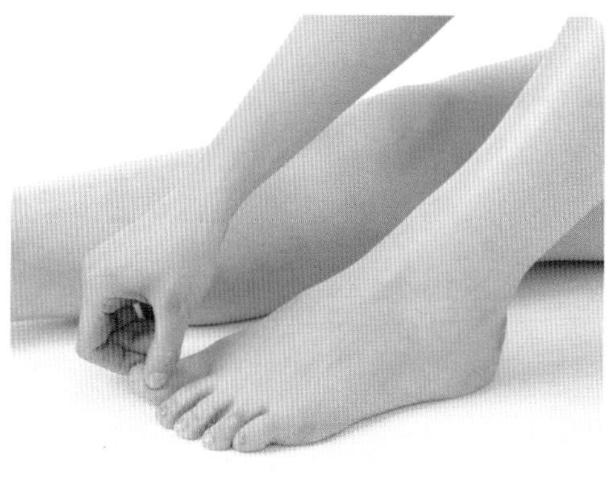

2

按压大敦

用右手的拇指放在左脚的大敦穴上，和食指夹住一起用力。对侧同样进行。

大敦

位于脚大趾末节外侧（靠足二趾侧），距趾甲角 0.1 寸处。

3

按压照海

用右手的拇指按压左脚的照海穴。对侧同样进行。

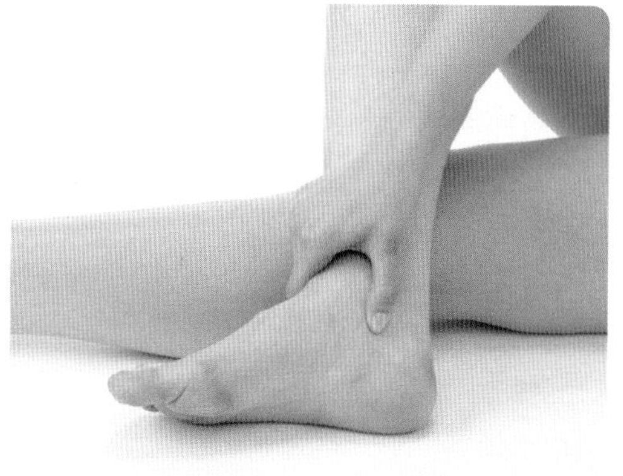

照海

内踝尖正下方凹陷处。

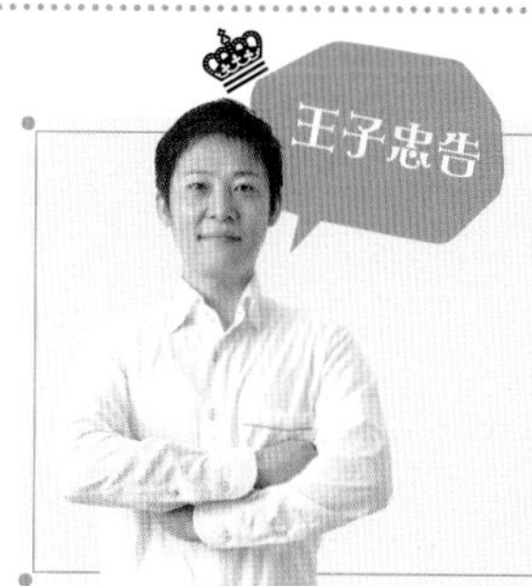

被头晕、发热缠绕的人，往往头部有热滞留，但同时手脚又因热循环不好而发冷。因为手脚发冷，热却滞留在头部，所以头晕、发热的人也要注意保暖。

对“不调”最有效！
健康美魔法

【身体篇】

烦恼
12

眼疲劳·眼干

也会成为头痛、肩凝的诱因

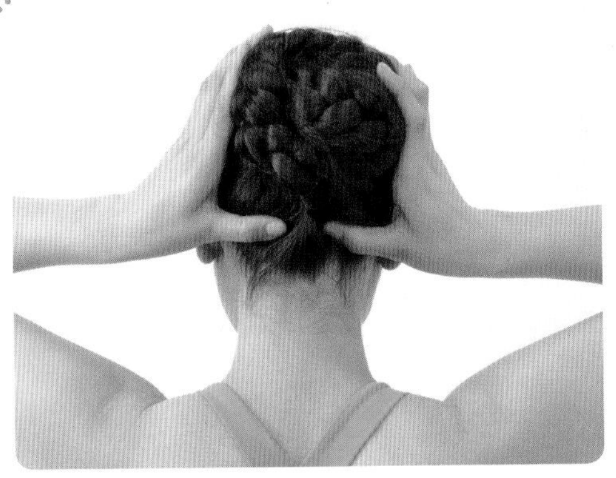

1

按压天柱

双手拇指放在天柱穴上，其他手指放在后头部支撑住，一起按压。

天柱

低头，由后发际正中直上 0.5 寸（半拇指横宽），并由此旁开约 2 横指宽，颈部大筋的外缘处即是。

[穴位按摩适应型]

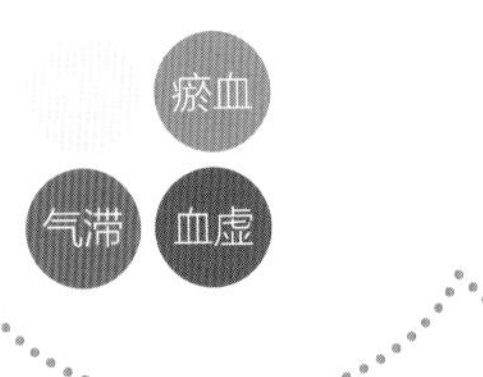

血不足，血行不良，引发眼部疾患

眼部疾患多是因为向眼部输送营养的血不足或不畅引起的。首先，按压天柱穴可以缓解头、颈、肩部肌肉紧张，从而提升血流，向眼部输送营养。其次，按压眼部和整体刺激眼部周围的穴位，可以缓解眼部周围的肌肉紧张，改善血行。

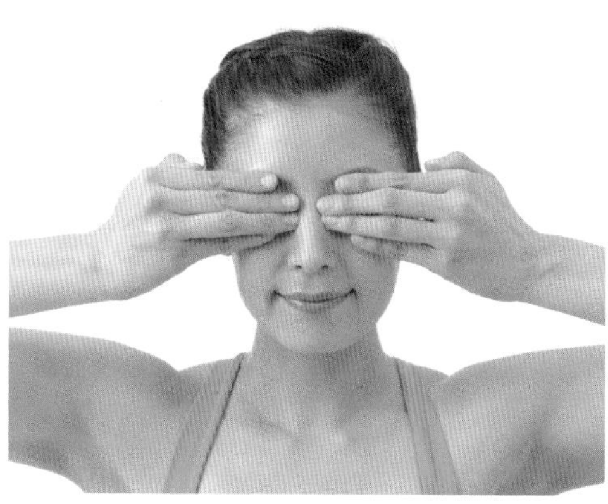

2

按压眼部

四指并拢盖住眼部，轻轻按压。注意不要过于用力按压。

3

按压曲池

轻轻弯曲左肘，用右手拇指按压左肘的曲池穴。对侧同样进行。

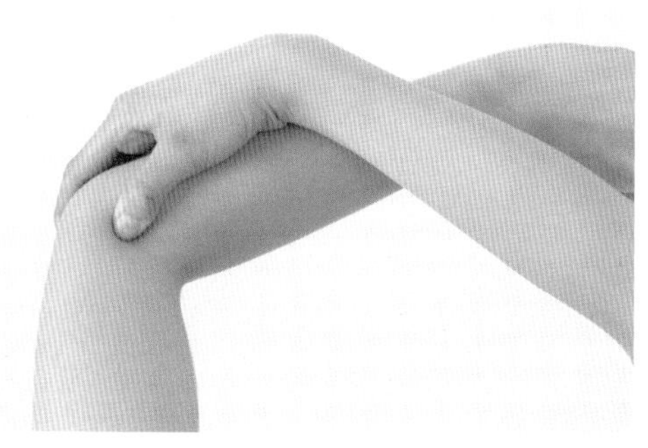

曲池

屈肘成直角时，肘横纹外侧尽头的地方。

按压曲池穴，可以有效地解除因手臂和肩部疲劳引发的眼疲劳。

王子忠告

瞳子髎穴（本书第 53 页）和睛明穴（本书第 99 页）也具有缓解眼疲劳的作用，可以一起按压。除此之外，入浴时、睡前可用热毛巾热敷眼部。你的目标就是成为“瞳美人”。

对"不调"最有效！
健康美魔法

【身体篇】

烦恼
13

肩凝

按摩穴位也可以缓解肩凝的痛苦！

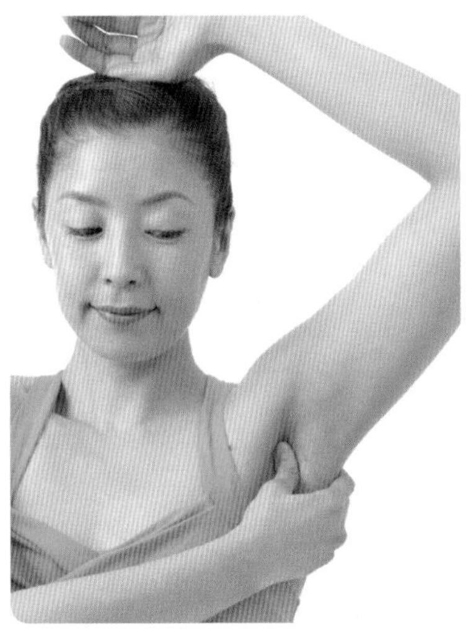

1

按揉极泉

抬起左臂，用右手的拇指按揉左侧腋窝的极泉穴。对侧也同样按揉。

极泉

位于腋窝正中，动脉搏动处。

[穴位按摩适应型]

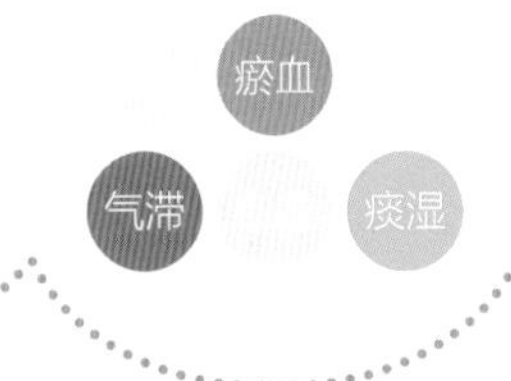

要解除肩凝，改善血行是重点

人的头部重量大约是 5 公斤，由人的整个身体支撑。但是一旦姿势不正确了，重量就集中落到了颈部和肩膀。颈部和肩部肌肉紧张，就会造成血行不良，引起僵硬、疼痛。

本节介绍的穴位可以改善臂膀、肩部、颈部的血流，起到缓解僵硬的作用。肩凝还可以引发头痛、恶心，要及早护理。

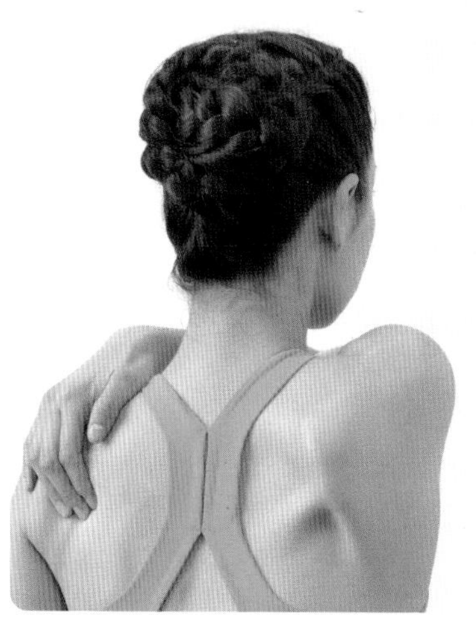

2

按摩天宗

伸右手越过左肩膀，用右手中指在天宗穴上画圆样按摩。对侧同样按摩。

天宗

位于肩胛骨（后背上方左右两块可以活动的，像扇子样的骨头）中间凹陷处。

3

按压风池

将双侧拇指按压在双侧风池穴上，用其他手指支撑住后头部，双侧同时按压。

风池

位于后颈部，枕骨之下，两条大筋外缘（头发边内）陷窝中。

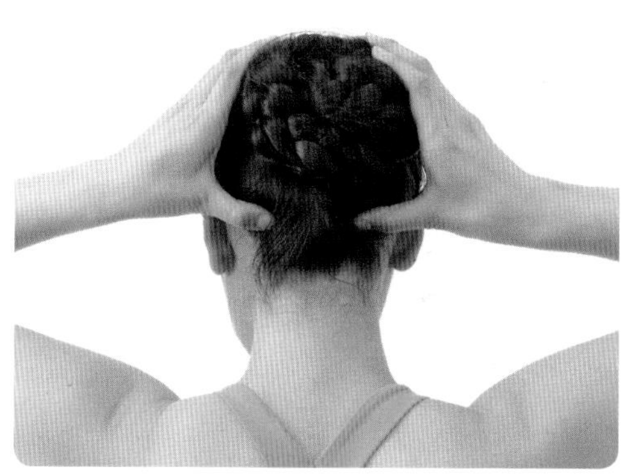

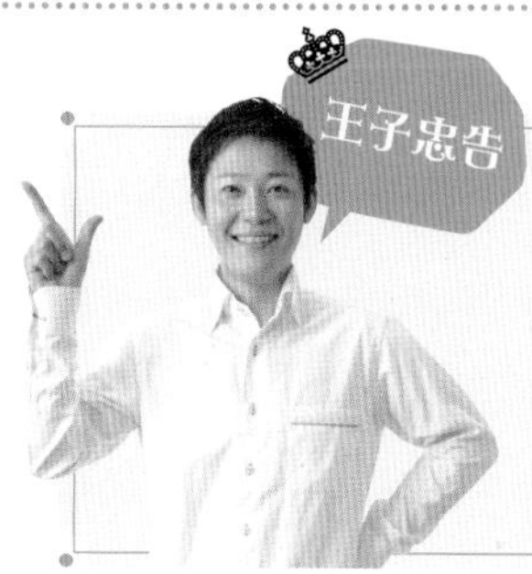

王子忠告

泡浴温暖身体，调理顺畅血行后，也就可以解除肩凝不适了。要养成在每天的泡浴中按摩穴位的习惯。当天的疲劳要当天解除，转动肩膀和胳膊也很有效。

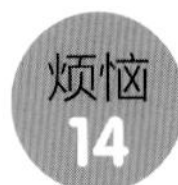

对“不调”最有效！
健康美魔法

【身体篇】

烦恼14

腰痛

缓解腰痛的关键在大腿和臀部！

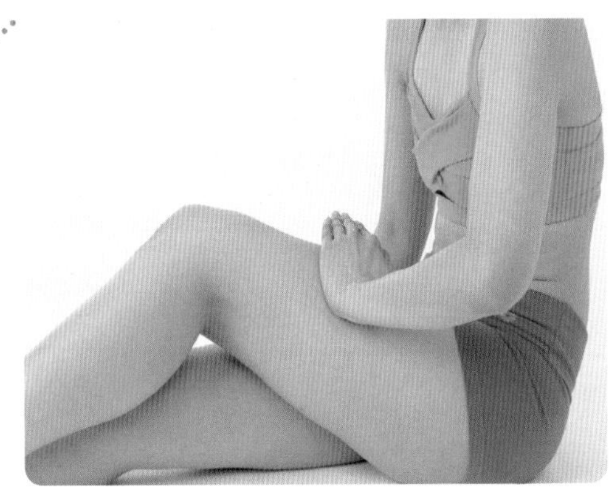

1

按压风市

用左手掌的根部，朝向膝盖的方向按压左腿的风市穴；用右手掌的根部，朝向膝盖的方向按压右腿的风市穴。

风市

位于大腿外侧正中线上，直立时手自然垂下，中指尖所触及的位置即是。

[穴位按摩适应型]

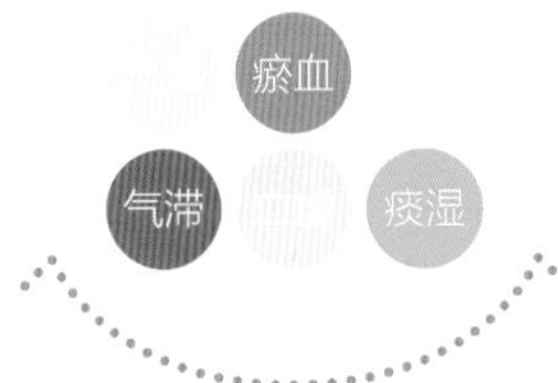

充分地按揉臀部和大腿部

腰痛与其说是因为腰部肌肉劳损引起的，不如说很多都是大腿和臀部肌肉疲劳造成的。因此可以说，要消除腰痛，就要放松大腿和臀部的肌肉。

风市穴可以缓解臀部以下的下肢肌肉紧张，上髎、次髎、中髎、下髎是腰痛的特效穴，可以促进腰部的血流，消除肌肉僵硬。

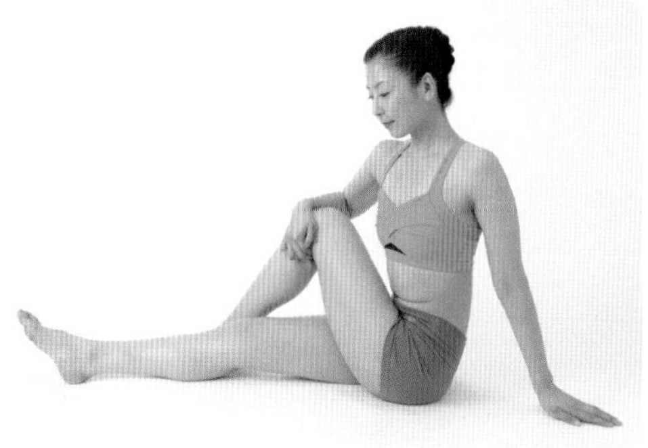

2

伸展臀部肌肉

取坐姿，右腿自然伸直，左膝屈起，跨过右腿，用右手牵拉左膝，改变膝盖角度，每10秒一次。对侧亦同样进行。

3

按压上髎、次髎、中髎、下髎

用双侧手掌覆盖住双侧上髎、次髎、中髎、下髎穴，身体后倾，用身体的重量按压。

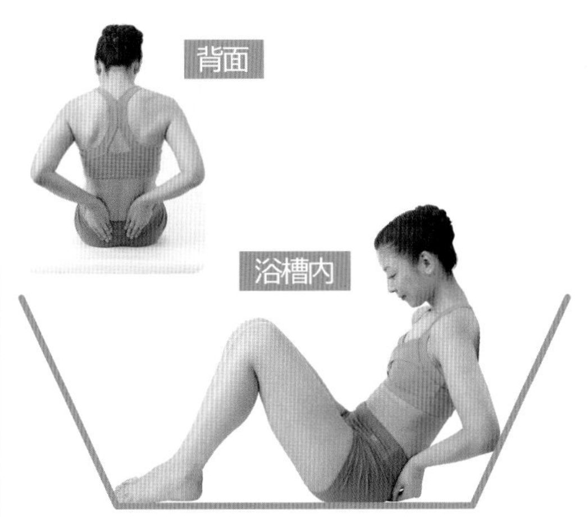

上髎、次髎、中髎、下髎

上髎、次髎、中髎、下髎穴（左右侧各一个），分别位于第1、2、3、4骶骨上的骶后孔内，合称“八髎”。

☆骶骨：人体的5块骶椎合成的一块骨，为骨盆的后壁，上与第5腰椎相连，下与尾骨相连。

王子忠告

上髎、次髎、中髎、下髎各穴，也可以用高尔夫球大小的球状体刺激。坐或躺在球上，让球正好抵住穴位，活动臀部，起到按摩的作用。

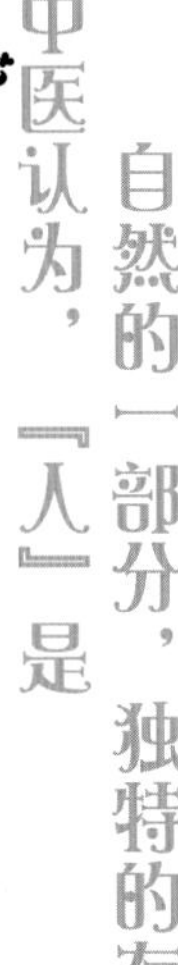

一般说来，学习中医学时最初的感受就是人是自然的一部分。而且，中医学还告诉我们人是独特的存在，不存在完全一样的人。这是很正常的事实，谁也没必要去改变。但是，当我以前作为一名临床检验医师，置身于西方医学的环境中时，是无论如何也感受不到这些道理的。

西方医学将一切症状用数值和影像描述出来，治疗中也重视再现性。但是，我们的身心是被感情、感觉、印象这些难以说清的东西所左右的。而且，感情、感觉、印象是因人而异的，由此，“疾病”和“不调”同样会因人而异，单纯用数值和影像是不可能描述出来的。

我认为，中医学就是面对这些“朦胧性”和“个性差”，对“自然”的人进行“自然”的调整。

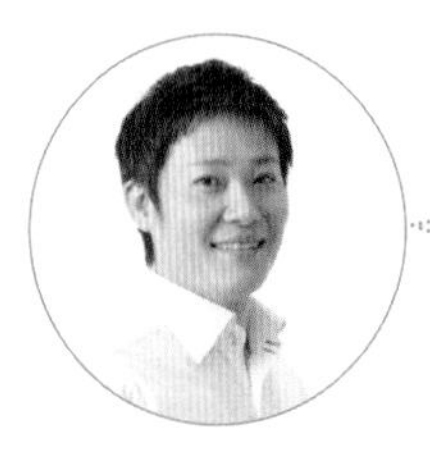

和患者的对话十分重要。

能够在他们的不知不觉中找到“不调”的原因和调理之法。

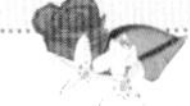

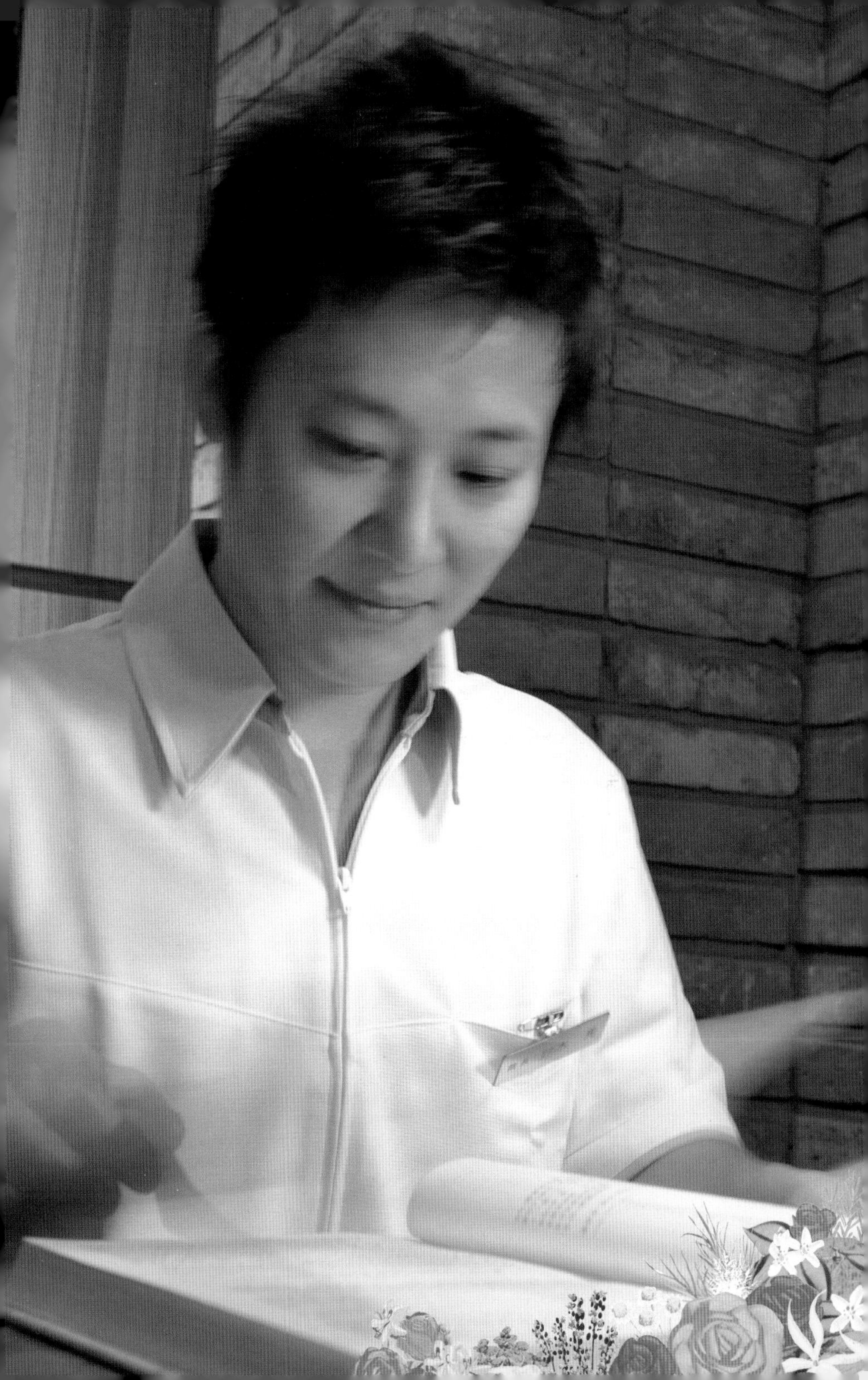

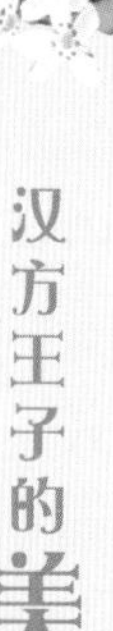

●女性的身体在年龄呈 7 的倍数时发生变化

女性的身体在年龄呈 7 的倍数时，男性的身体在年龄呈 8 的倍数时，发生变化。

——你听过这种说法吗?

这是大约 2000 年前中国的医学经典《黄帝内经》中的记载。这本书构成了中医学的理论基础。这里我们稍微介绍一下《黄帝内经》中有关女性身体变化的内容。

- ● 7 岁：换牙、头发变长。
- ● 14 岁：月经初始，可以生子。
- ● 21 岁：身体成熟。
- ● 28 岁：女性的身体机能最充实。
- ● 35 岁：身体机能、容姿开始衰落。

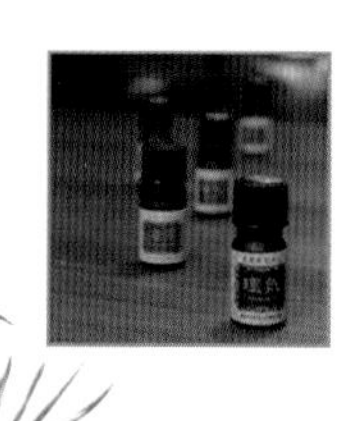

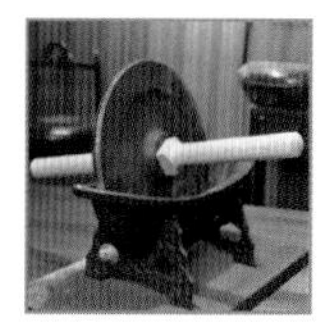

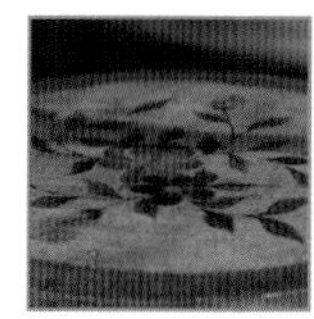

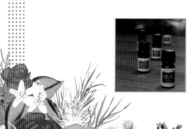

● 42 岁：体力开始衰减，出现白发。

● 49 岁：停经。

虽然近年来也听到小学生中就有月经初潮的个别例子。但现代女性普遍还是和这一生命周期相吻合的。

顺便要说的是，书中对男性的身体变化也有叙述："在 8 的倍数时成长、发育，16 岁可以生子，64 岁时就掉牙、脱发了。"

人，无论谁都要变老，这是无法改变的事实。但是，只要每日里适应自己的身心变化，进行相应的汉方芳香疗法调理，就会有一个美丽、健康的幸福生活。

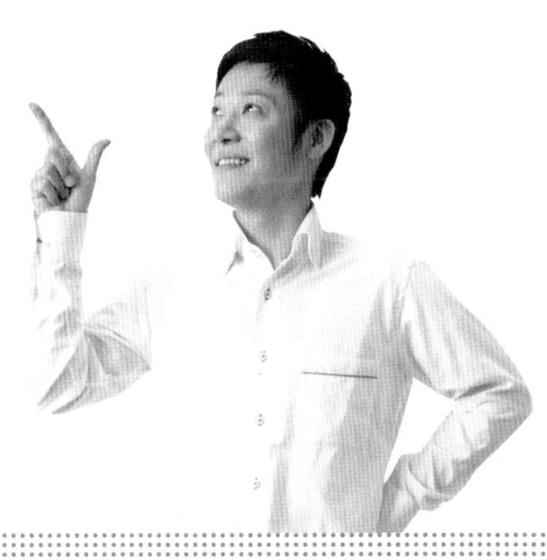

汉方王子的
魔法棒

柚子浴+菖蒲浴
药浴也是汉方芳香泡浴的一种吗？

借助植物的力量促进健康

日本人很久以来就喜欢把应季的植物放到浴盆中，洗“药浴”。菖蒲浴、柚子浴是最具代表性的。据说，江户时代（公元1603~1867年）人们就开始享受菖蒲浴了。自古以来人们就认为菖蒲的叶子形状像剑，所以可以祛除邪气，将菖蒲的叶子泡在浴盆内洗澡可以强身健体。另外，菖蒲对缓解畏寒、腹痛也有效。同样，如同我们觉得菖蒲像剑一样，西方人也有迷迭香可以击退病邪的说法。

据说洗柚子浴的习惯也开始于江户时代。和菖蒲一样，柚子也有祛除病邪的效果。有一种说法：“冬至泡泡柚子浴，整整一年不感冒”。柚子的精油成分可以改善血液循环，促进新陈代谢，预防感冒。

因此可以说，药浴其实也是汉方芳香泡浴的一种。

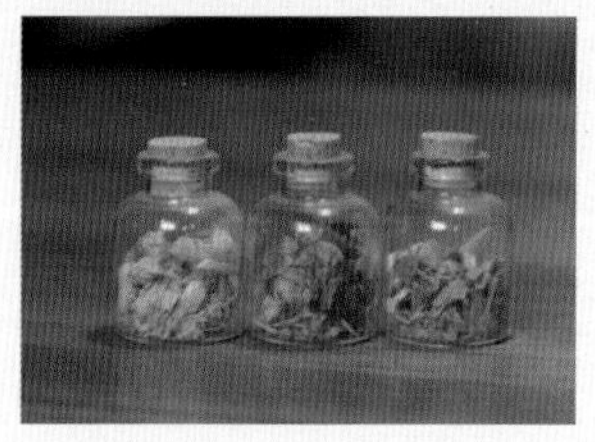

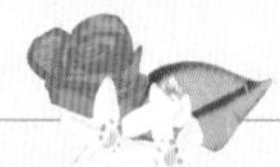

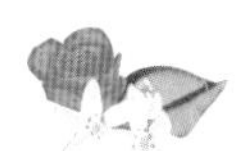

抚慰心灵的良药
健康美魔法［心灵篇］

身心相连。维护心的健康是汉方芳香疗法擅长的领域。
汉方芳香疗法＋穴位按摩法，调理身心，使之保持平衡状态。
你的魅力和才智也一定会得到完美的提升。从今天就开始吧！

第3章

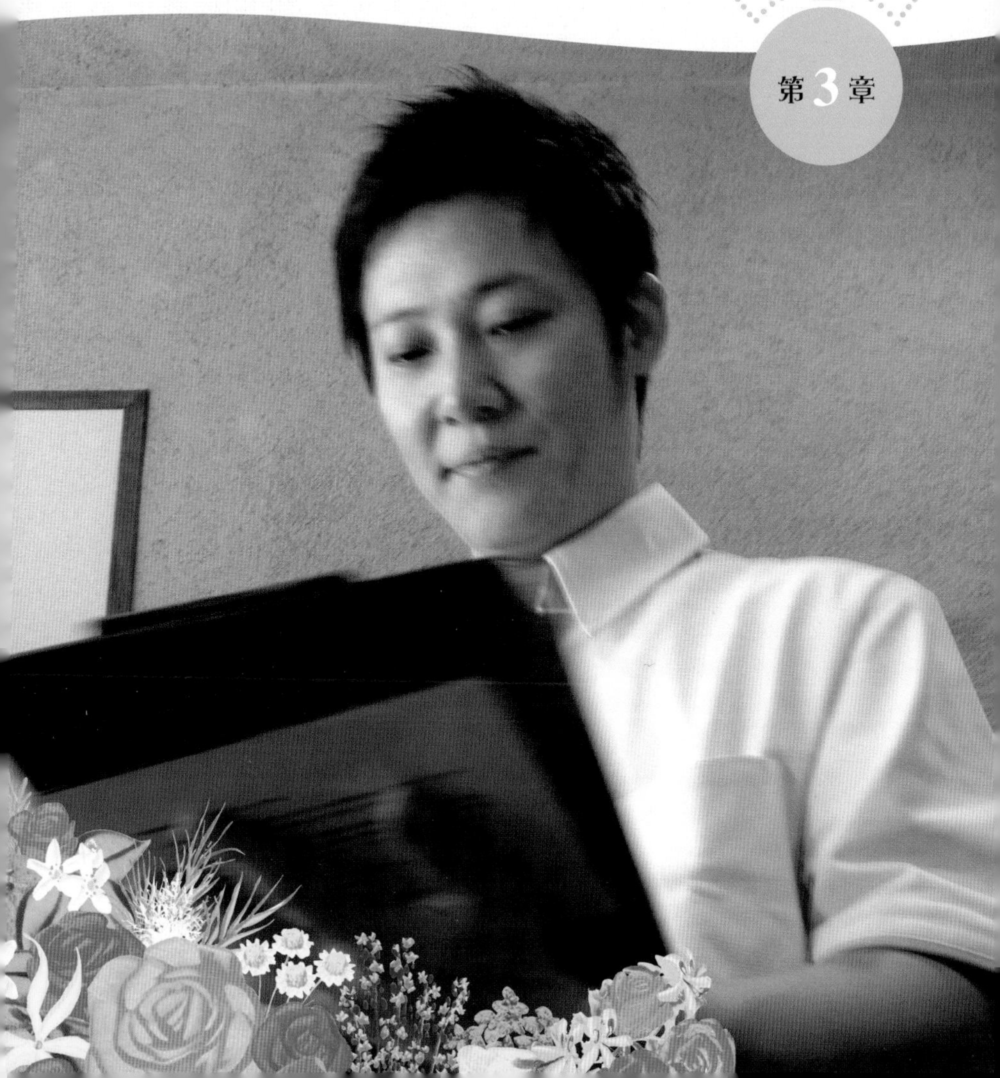

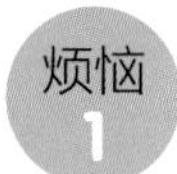

抚慰心灵的良药
健康美魔法

【心灵篇】

烦恼
1

焦虑·易怒

对月经前情绪不稳有效

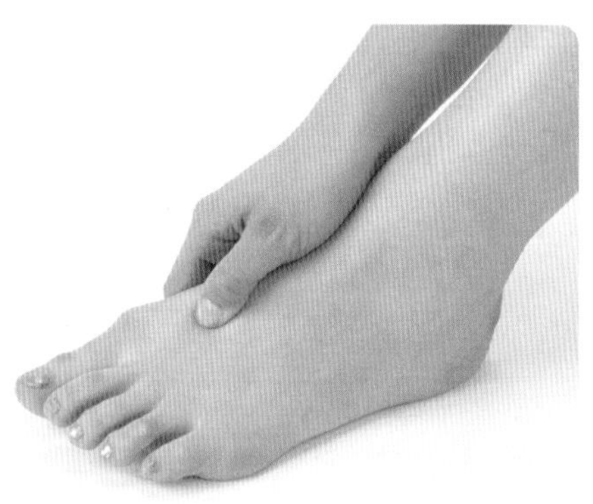

1

按摩太冲

用右手拇指沿左脚背的骨缝上下揉搓太冲穴。对侧同样进行。

> 太冲
>
> 位于足背，大脚趾骨和二脚趾骨连接处前缘凹陷处，大约由两趾间缝纹头向足背上推 2 横指宽处。

[穴位按摩适应型]

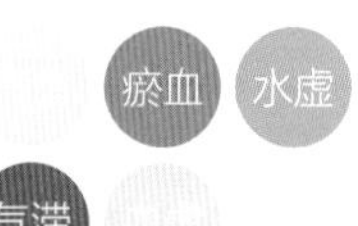

消除可能会伤害到自己和周围人的焦虑情绪

焦虑、因一点小事就发火……当你出现这类情况时，就要求助太冲穴、神门穴、足井穴。

太冲穴有缓解压力造成的紧张，放松心情的功能。神门穴是一个可以抑制神经兴奋或衰弱，稳定精神的穴位。足井穴有肃降上逆之血的功效，按压可以让人恢复平静，并且降压的效果。

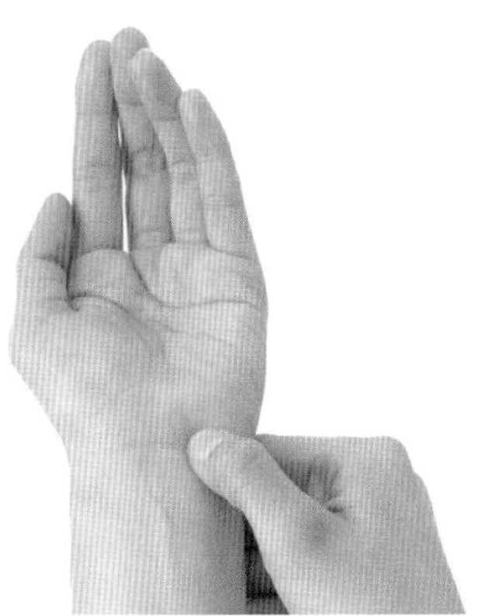

2

按压神门

用右手的拇指向指尖方向按压左手的神门穴。对侧同样进行。

> 神门
>
> 位于手腕关节横纹尺侧（小指侧）凹陷处。

3

按压足井

用右手拇指和食指按压左脚大脚趾的井穴，以此类推，按压其余脚趾的井穴。右侧 同样进行。

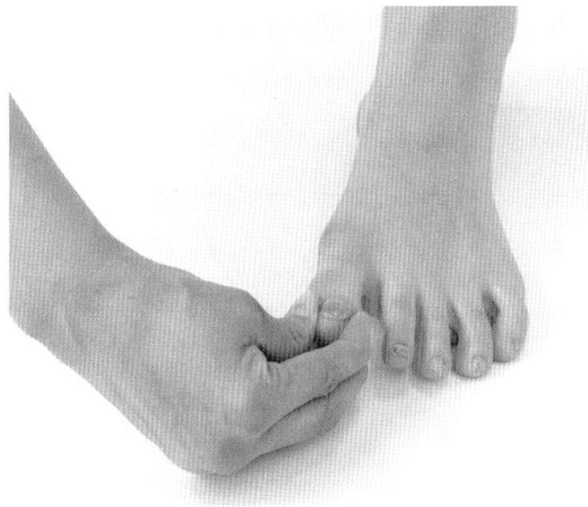

> 足井
>
> 位于足趾的末端、趾甲根处。

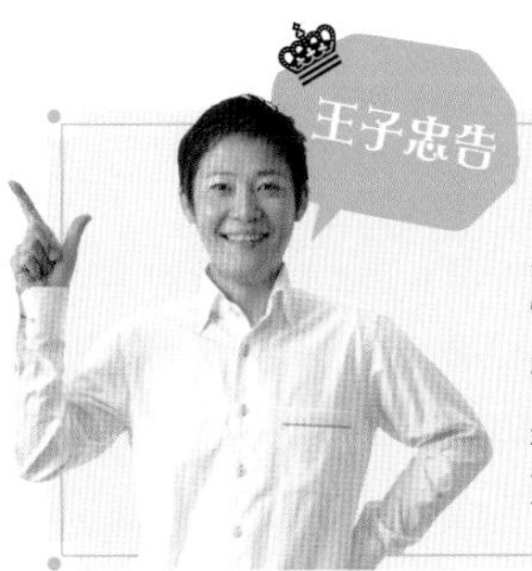

王子忠告

荷尔蒙失去平衡的人，在月经期、更年期容易产生攻击性、易激怒心态。正因如此，在这些特殊时期，最重要的就是要安排好足够的放松时间，充分调整好自己的感情节律。

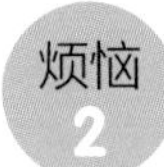

抚慰心灵的良药
健康美魔法

【心灵篇】

烦恼 2

忧郁·情绪低落

有些『小抑郁』的人不断增加

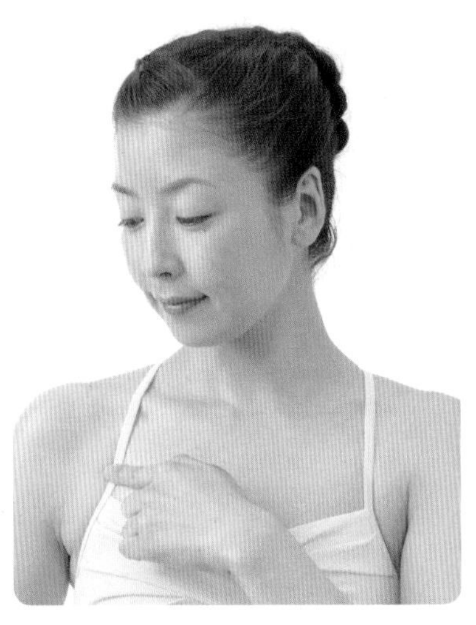

1

按压中府

用左手的食指，顺着肋骨缝按压右侧的中府穴。对侧同样进行。

中府

两手叉腰立正，锁骨外侧端（即肩峰端）下缘处会出现一个三角形的凹窝，其中心是云门穴，由此垂直往下推一条肋骨（平第 1、2 肋间隙）或 1 拇指宽处，即是本穴。

［穴位按摩适应型］

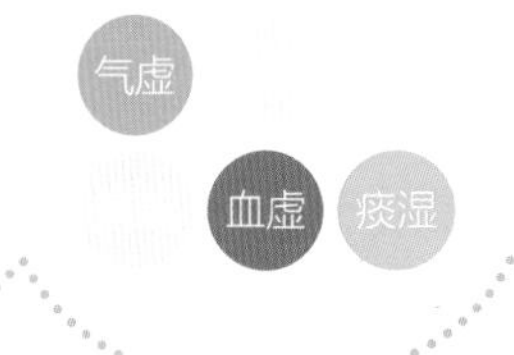

耷拉着脑袋，无精打采，会使忧郁加重

忧郁时，人往往容易耷拉着脑袋，无精打采的，这种姿势会使呼吸变浅，造成缺氧状态，从而使脑的活力下降，进一步陷入负面情绪中。

中府穴、云门穴恰恰能切断这种恶性循环。按摩穴位可提升人的气力，让背挺直起来，然后再配合深呼吸，就能使脑功能活跃起来，取得“阴转晴”的效果。

2

按压云门

用左手的食指，顺着肋骨缝按压右侧的云门穴。对侧同样进行。

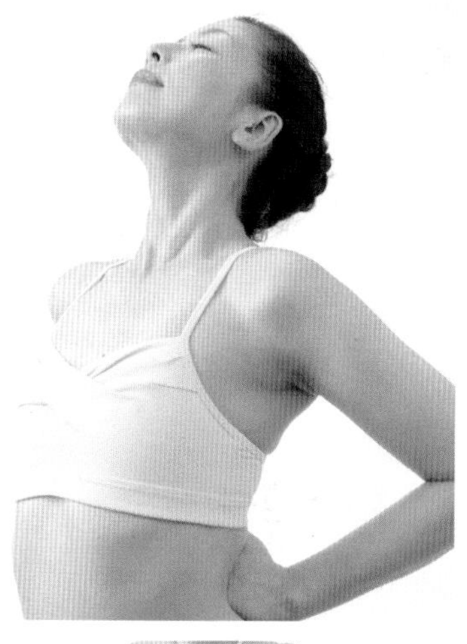

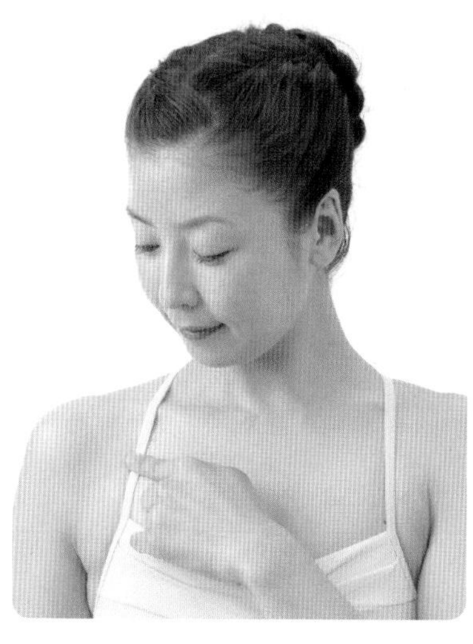

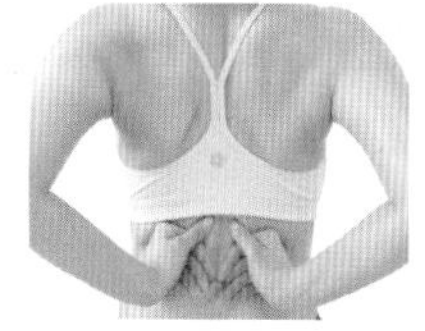

云门

两手叉腰立正，锁骨外侧端（即肩峰端）下缘处会出现一个三角形的凹窝，其中心就是云门穴。

3

深呼吸

用双手抵住后背，上半身轻轻后仰，慢慢地深呼吸。

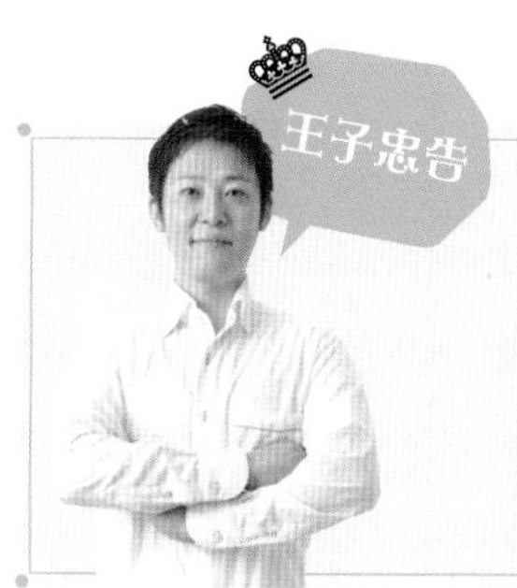

中府穴有“气聚之处”的意思，具有调整人的生命能量——“气”的循环的效果。云门穴是一个活化人体自然之能量的穴位，通过按摩刺激可以让身心充满活力。

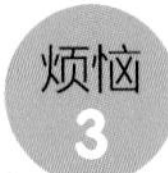

抚慰心灵的良药
健康美魔法

【心灵篇】

烦恼 3

易紧张·强迫症

克服『怯场』心态

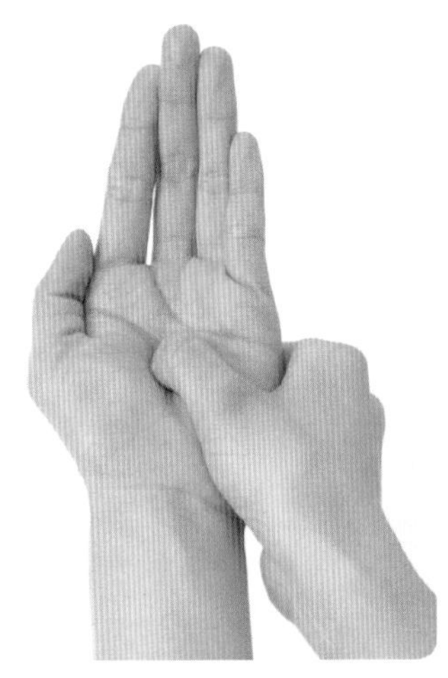

1

按压劳宫

用右手的拇指放在左手的劳宫穴上，向指尖方向按压。对侧同样进行。

劳宫

手握拳，以中指、无名指的指尖切压在手掌心上的第 1 横纹上，劳宫穴就在两指尖之间。

[穴位按摩适应型]

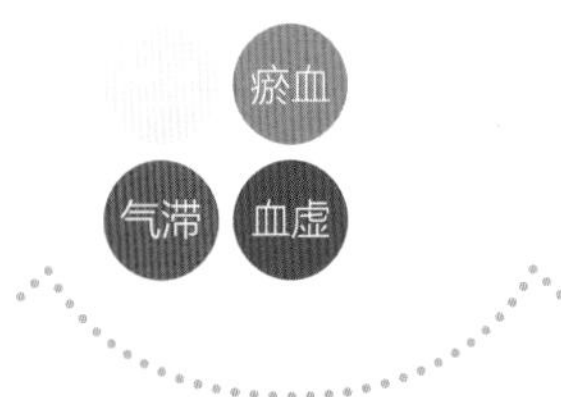

刺激劳宫穴是治疗强迫症的妙方

有些人“一到人前就怵场，发挥不出自己本来的实力”。这就要试试按压本节介绍的穴位了。

劳宫穴具有主司精神的机能，心灵治疗的效果出类拔萃，按压可放松身心。内关穴也是有名的稳定精神的穴位。印堂穴可以使因紧张而一片空白的大脑镇定下来。

2 按压内关

用右手的拇指按压左手的内关穴。对侧也同样进行。

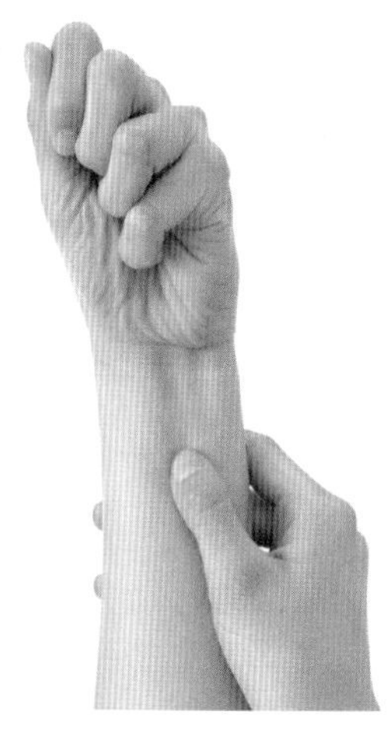

内关

位于手腕横纹正中往上约2横指宽处，握拳时出现的两条大筋的中间。

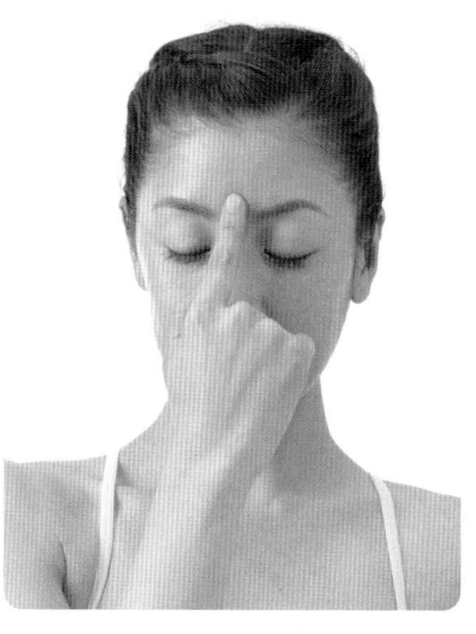

3 按压印堂

用食指放在印堂穴上，向头部深处按压。

印堂

位于面部中心线，两眉头连线的中点。

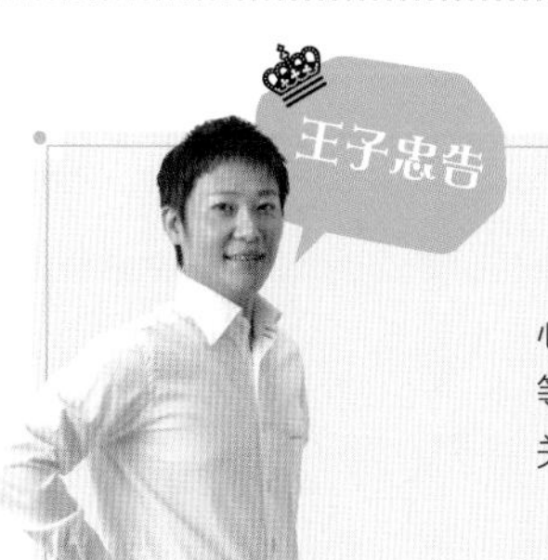

王子忠告

内关穴有缓解胸闷、恶心欲吐的作用。晕车、宿醉等身体状况不佳时，按压内关穴可得到有效的缓解。

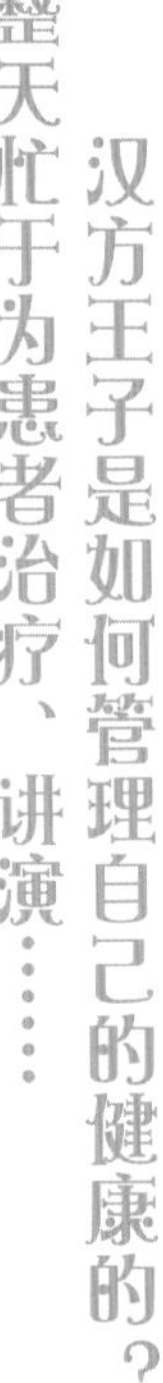

汉方王子是如何管理自己的健康的？整天忙于为患者治疗、讲演……

我自己如果身体不适或被烦恼缠身时，就会给我的治疗工作带来不利的影响。所以，日常中我很注意自己的健康管理。一旦感觉到感冒、疲劳、睡眠不足时，就立刻按照本书所介绍的汉方芳香疗法对自己进行调理。绝不能等病了以后再治疗，而是在发病前期，也就是“未病”阶段就调理好自己的身体状况，努力让自己始终以良好的状态为客户服务。

日常饮食中，“蔬菜完全无农药、添加剂一点儿都没有”的过度要求是不现实的。空气、水是在整个世界循环的，因此 100% 纯净的食物是不可能存在的。与其过分严格地挑选食材，不如把精力更多地用在怎样把有害物、代谢物尽快地排出体外。正是基于这种考虑，我花费了很大的精力调整自己的饮食，选择那些具有利尿作用、发汗作用的食材，以便强化自身的内脏机能。所以，这六年来感冒一次也没有找过我。

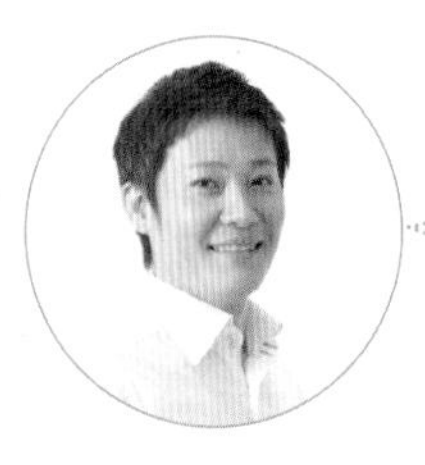

这都是些可以轻松做到的事。
不用着急，找到适合自己的就是最好的。

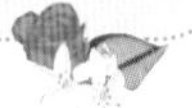

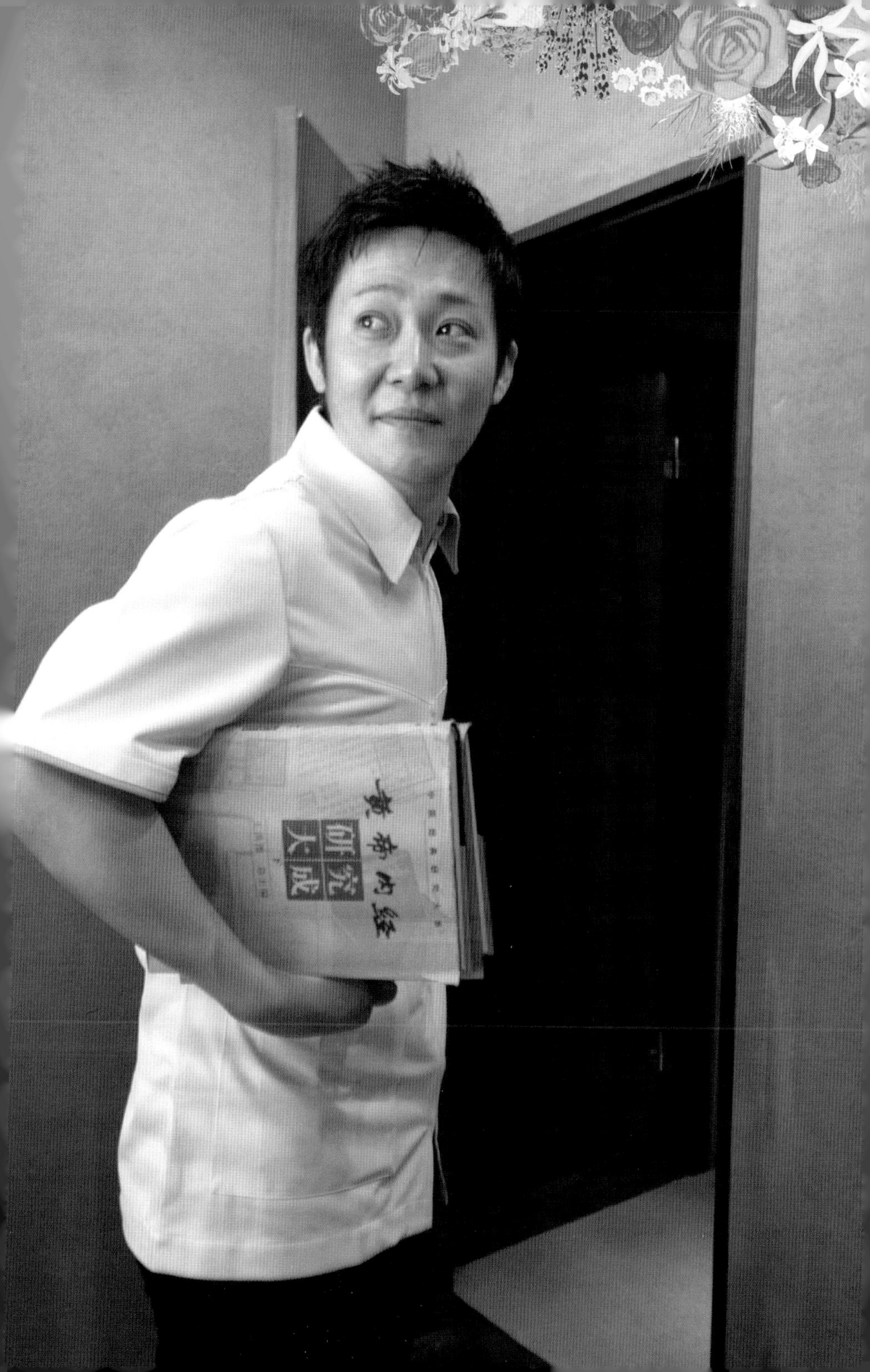
黄帝内经
研究大成

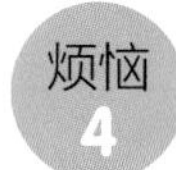

抚慰心灵的良药
健康美魔法

【心灵篇】

烦恼
4

优柔寡断·易迷茫

提升决断力，要从强化『肝』开始

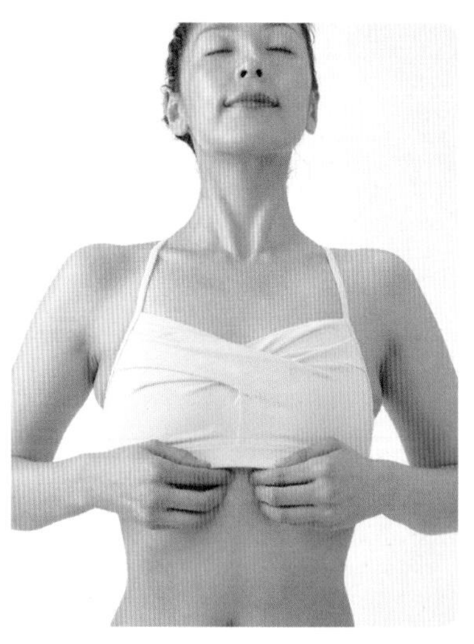

1

按压期门周围

把双手的食指、中指、无名指放在期门穴以及周围，两侧同时向肋间按压。

期门

位于胸部，乳头正下方，往下数两条肋骨的地方，当位于第6、7肋间隙。

[穴位按摩适应型]

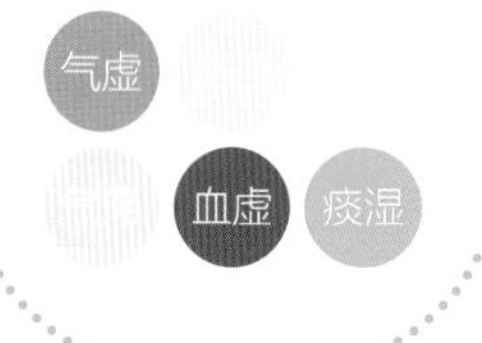

要有“决断力”，必须强化“肝”和“胆”

中医学认为，缺乏决断力是身体器官“胆”功能弱化造成的。为了强化“胆”的功能，必须先提升和“胆”有相应关系的“肝”的功能。

期门穴和章门穴都是可以活化“肝”功能的穴位。按压这两个穴位可以放松整个肋下腹部，统合调整“肝”“胆”的功能，从而克服优柔寡断的问题了。

2

按压章门周围

把双手的食指、中指、无名指放在章门穴及其周围，两侧同时向肋间按压。

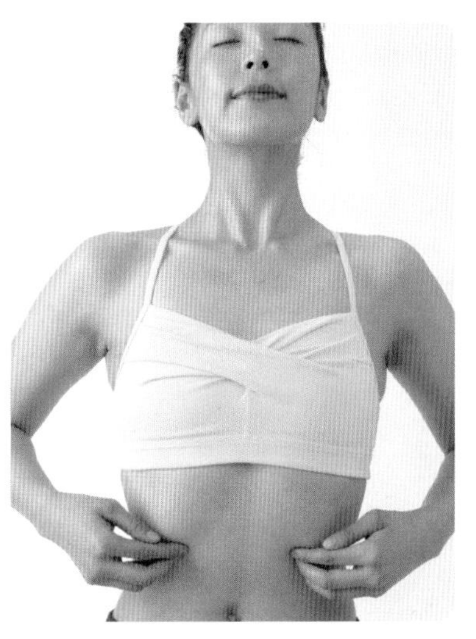

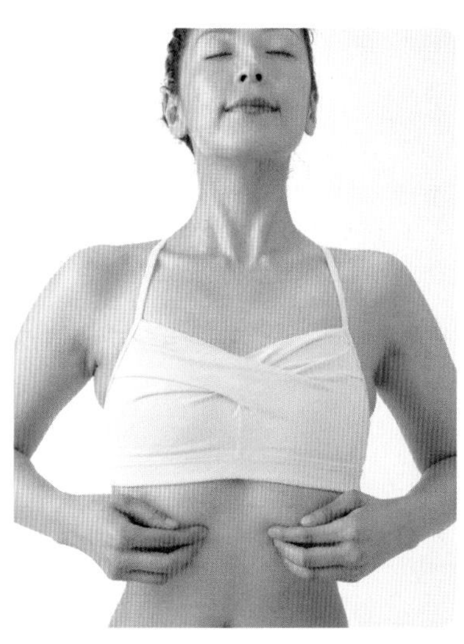

章门

位于侧腹部。屈肘，两手心平贴在脸上，下边肘尖所指的位置就是章门穴。

3

揉侧腹附近的肋骨下缘部

把双手的食指、中指、无名指放在侧腹部附近的肋骨下缘部，两侧同时向肋间按压。

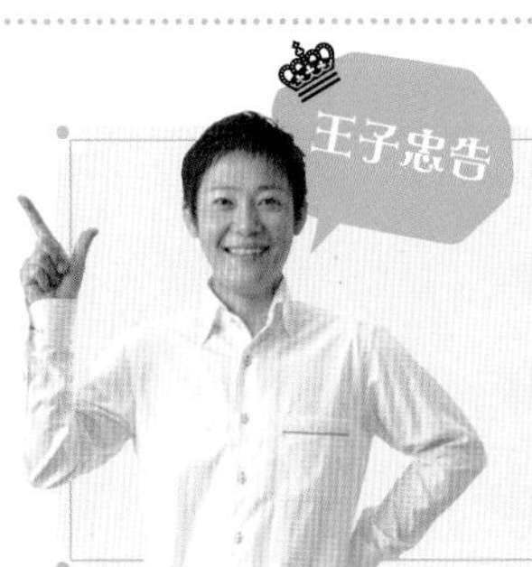

有胆量的人常被比喻成“大胆”、“胆壮”。中国人常说肝胆相照，“肝”与“胆”之间是相互照应的关系。应该说判断力和决策力与“肝”“胆”的功能密不可分。

抚慰心灵的良药
健康美魔法

【心灵篇】

烦恼
5

没有干劲

补气至关重要

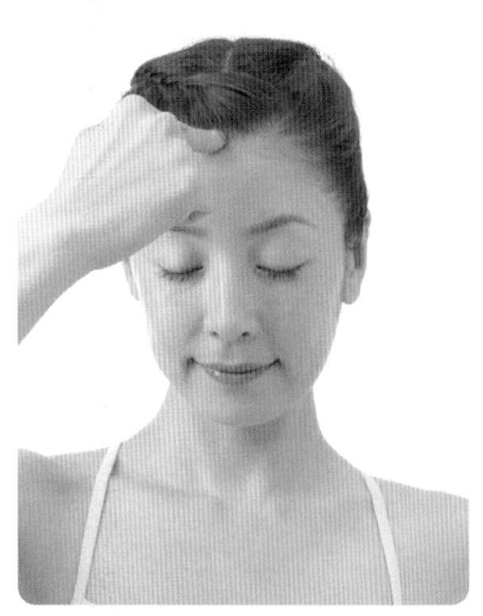

1

按压神庭

把中指放在神庭穴上，向头部深处按压。

神庭

位于面部中心线上，稍入发际处。

［穴位按摩适应型］

按压穴位可以补足气力

“没有干劲”、“没有气力”这类“不调”是因为作为心、身能量的“气”不足造成的。所以，首先要补充食物能量。要提升脑功能，就必须有意识地摄取作为动力源的糖。

再加上通过按压神庭穴、脑户穴、手三里穴，一定可以补足气力。

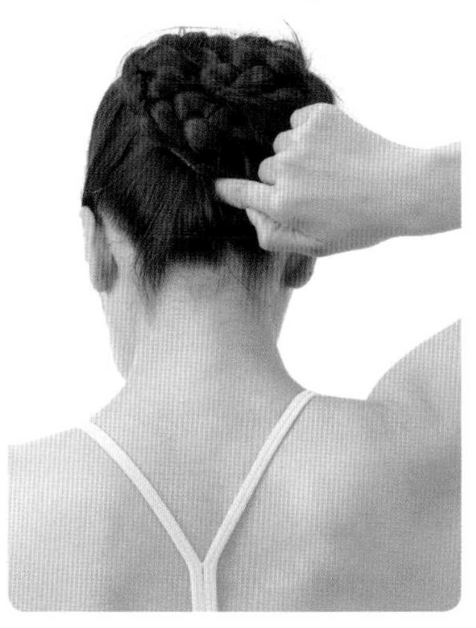

2

按压脑户

把中指放在脑户穴上，向头部深处按压。

脑户

位于后头部正中线上，后发际直上3横指宽处，枕骨隆突（头颅后面正中最突出的地方）的上缘凹陷处。

3

按压手三里

用右手的拇指按压左手的三里穴。对侧同样进行。

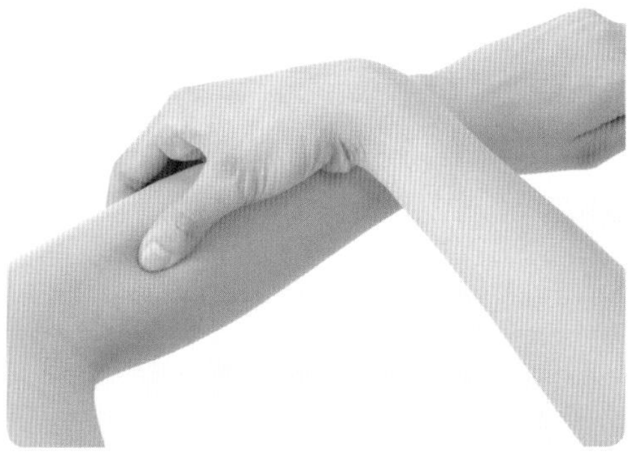

手三里

屈肘成直角，肘横纹外侧端（曲池穴）与肱骨外上髁连线的中点往前（手掌）2横指宽处。

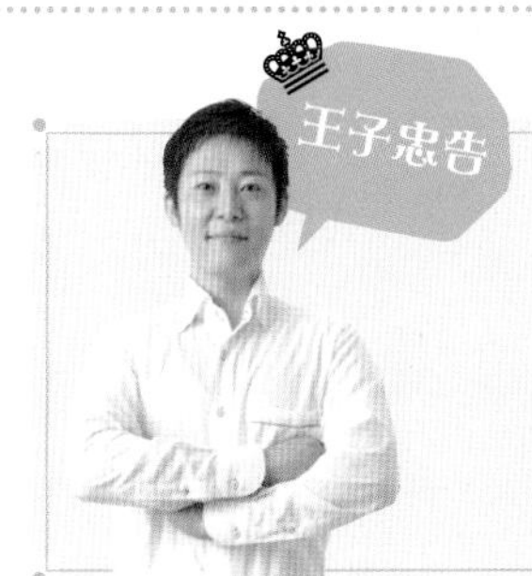

手三里穴是一个对身心各种烦恼都有效的穴位。除了可以提升干劲外，对缓解肩凝、睡眠障碍、鼻炎、便秘，消除风疹、粉刺也很有效。

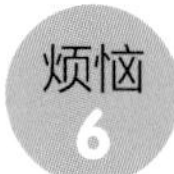

抚慰心灵的良药
健康美魔法

【心灵篇】

烦恼 6

悲观·不安

是不是『心』累了？

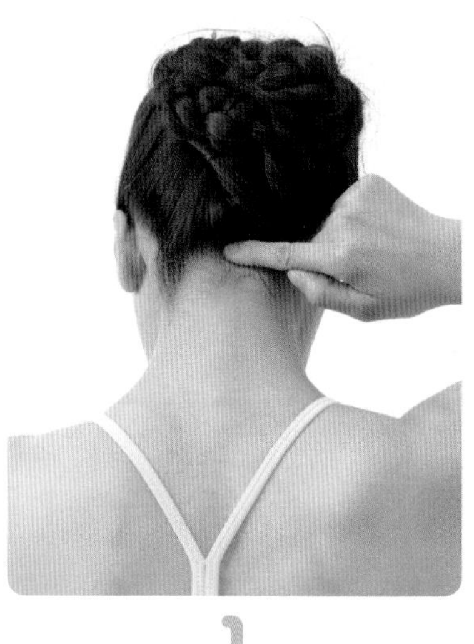

1

按压哑门

把中指放在哑门穴上，向头部深处按压。

哑门

低头，哑门穴就位于头后部正中线上，第 1 与第 2 颈椎棘突之间的凹陷处，或者后发际中点往上入发际 0.5 寸（约当手小指横指宽）处。

[穴位按摩适应型]

消极思虑是心累的信号

无论干什么总爱往悲观方向考虑，那就证明心累了，按压穴位可以尽快恢复精神。

哑门穴能够很好地放松因精神不安而引发的颈部和肩部的肌肉酸痛。接着刺激睛明穴和承泣穴，这是两个有名的消除眼部黑眼圈和放松肌肉的穴位，还可以使思路顺畅起来。

2

按压睛明

将双手的食指放在睛明穴上，同时向鼻根部用力按压。

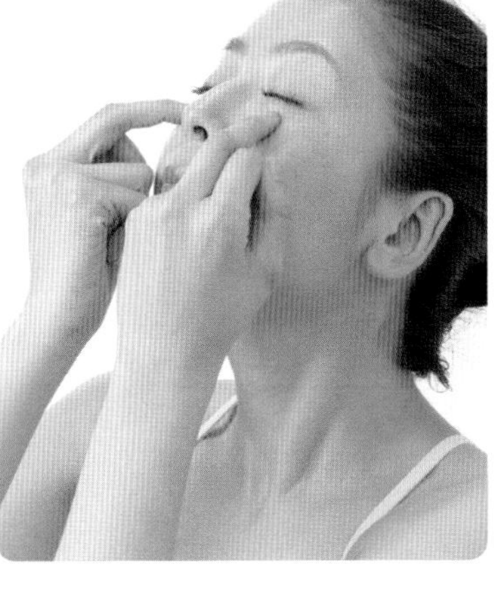

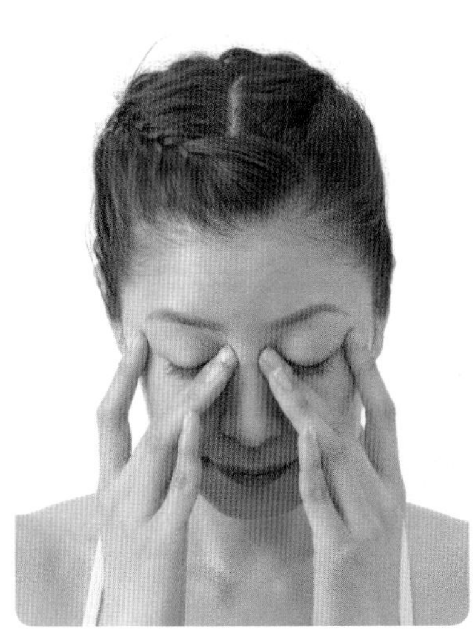

3

按压承泣

将双手的食指放在承泣穴上，同时向下眼眶骨按压。

睛明

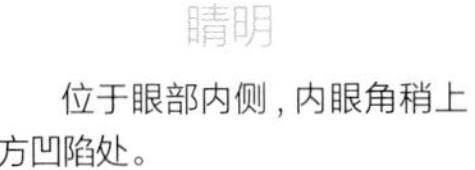

位于眼部内侧，内眼角稍上方凹陷处。

承泣

位于面部瞳孔正下方，眼球与下眼眶边缘之间。意指哭泣时眼泪流下时，此穴正好承受住泪水的意思，用来说明穴位的位置和作用。

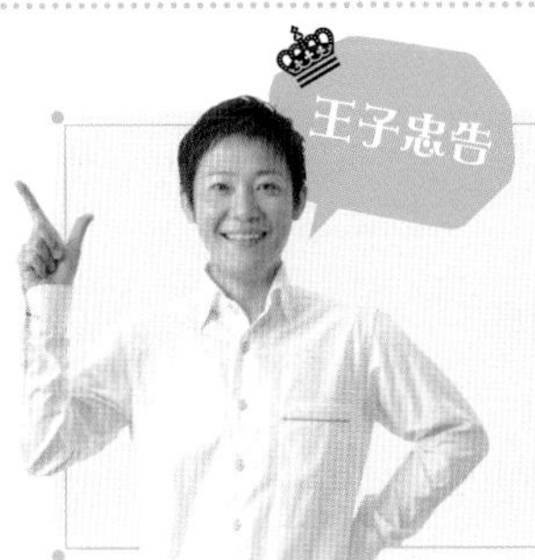

陷入消极思虑时，泡个热水澡可以转换心情。如果使用柑橘系、清凉感的精油，效果更好。试试吧。

抚慰心灵的良药
健康美魔法

【心灵篇】

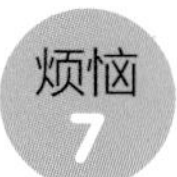

烦恼7

注意力不集中

解除困倦的良法

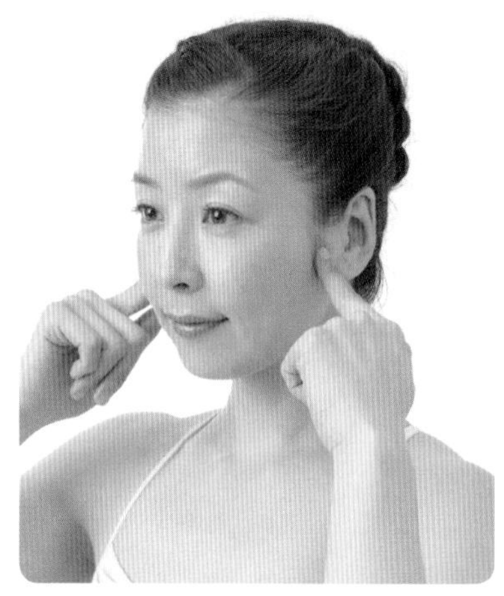

1

按压听宫

将双手的食指放在听宫穴上，同时向内按压。

听宫

位于面部耳屏前，下颌骨髁状突的后方，张口时呈凹陷处。

［穴位按摩适应型］

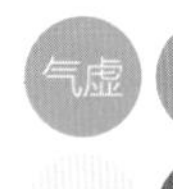

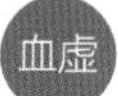

气虚 瘀血 血虚

想要让自己集中精力时，就试试按压穴位吧

听宫穴可以提高专注力和记忆力。百会穴是全身气的聚集地。按压百会穴可以提升干劲。筑宾穴有促进下肢血流的功效，腿部的血流通畅了，自然就会带动头部血流的顺畅。脑功能被激活后，专注力就发挥出来了。

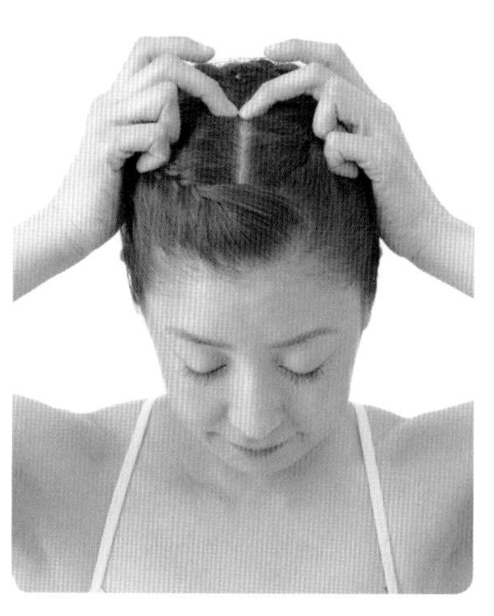

2

按压百会

用两手的中指放在百会穴上，向头部中心按压。

百会

位于在头顶正中线与两耳尖联线的交点处。

3

按压筑宾

用右手的拇指向骨内侧按压右腿的筑宾穴。对侧同样进行。

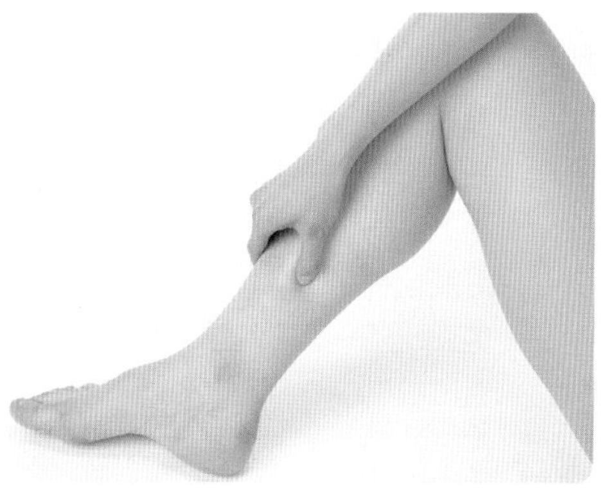

筑宾

位于小腿内侧，内踝上 8 横指宽处（以除拇指外的其余 4 指并拢计量）。

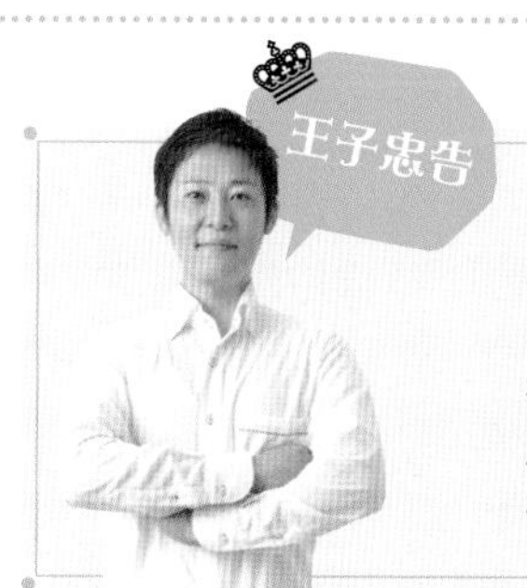

王子忠告

百会穴是一个能够很好地调节自律神经的穴位，可以缓解神经紧张、调整自律神经紊乱、纠正失眠。除此之外，对治疗头痛、脱发也有效。

为不断努力着的女性朋友们加油！促进东方医学和西方医学的共存，

“全身心地倾听与沟通。”——这是我治疗时的座右铭。以前我总想用丰富的知识和高超的技能，努力使每一位顾客都满意。但是，每个人之间都存在着个体差异，症状的原因也是百人百样，仅靠知识和技术不可能“一招打遍天下”。只有真诚地理解顾客，随时根据他们每个人不同的感受，实施相应的治疗，才可以最终达到顾客的满意。这就是“人的力量”，也是实践中顾客带给我的经验——因人而异地实施治疗。

而且，因为女性顾客居多，就必须站在女性的立场考虑问题。当今的女性不但要承受月经、生产、育儿等身心劳顿的过程，还不得不承担作为妻子、母亲、社会人的责任。现代社会对女性来说是一个极具挑战性的时代。因此，我决心今后努力促进东方医学和西方医学的共存，为帮助当今女性创造健康、快乐的人生，积极进取，做出自己的贡献。

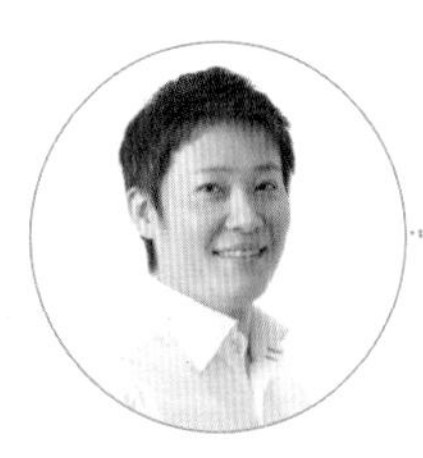

即使同样的症状，原因也因人而异，因此善于倾听，全身心地交流非常重要。

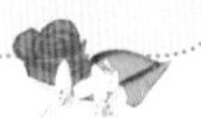

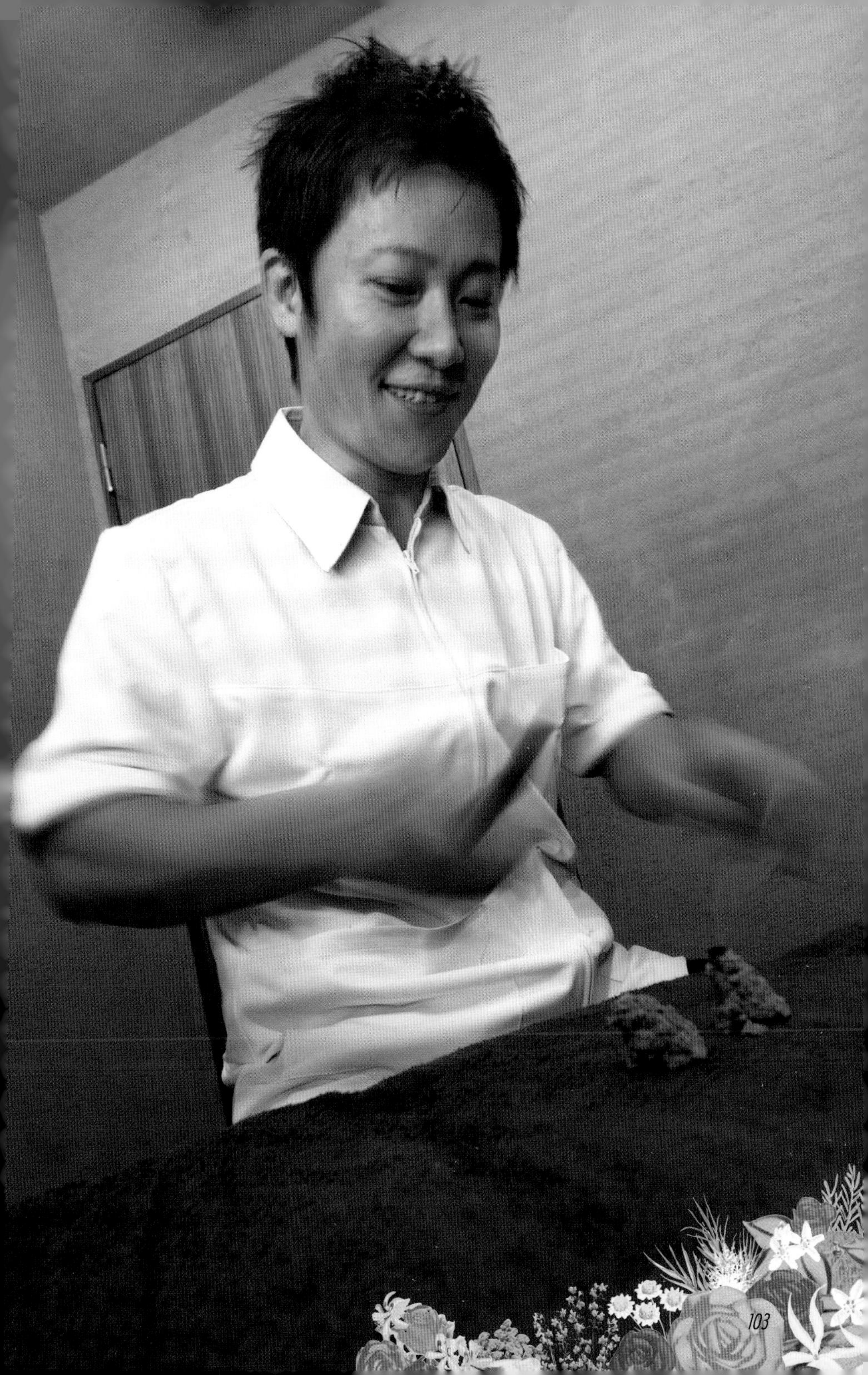

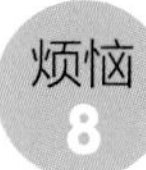

抚慰心灵的良药
健康美魔法

【心灵篇】

烦恼
8

失眠·睡眠浅

紧张和过劳让人们远离了高质量的睡眠

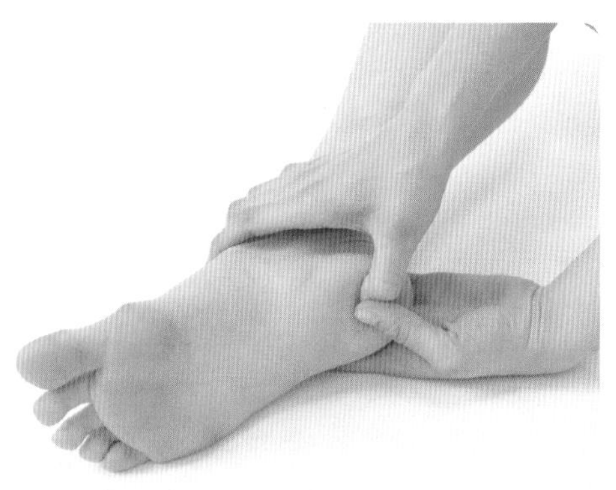

1

按压失眠

双手像捂脚一样抱住脚后跟，两拇指重叠，按压失眠穴。对侧同样进行。

> 失眠
>
> 位于足底跟部，足底中线与内、外踝尖连线相交处。

［穴位按摩适应型］

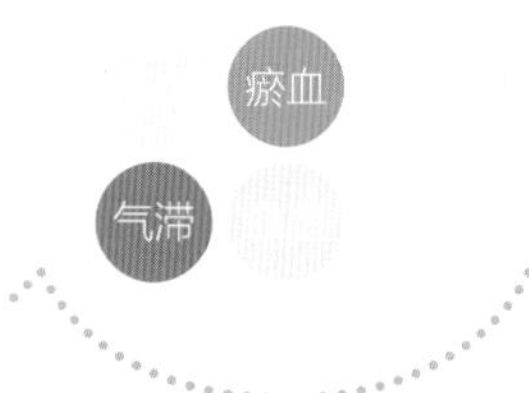

调整身心，战胜失眠

通过穴位按压，解除失眠的困扰。失眠穴、安眠穴都有一个“眠”字，说明它们是克服睡眠障碍不可或缺的穴位。前者是通过调理血行，创造“头凉足热”的睡眠状态，后者则是要起到放松身心的作用。

鸠尾穴则是通过调整自律神经，达到尽快入眠的穴位。

2

按压安眠

双手的拇指放在安眠穴上，其他手指固定住后头部，一起按压安眠穴。

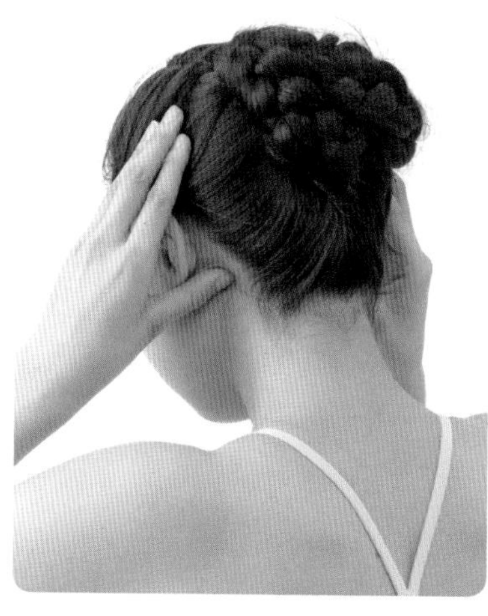

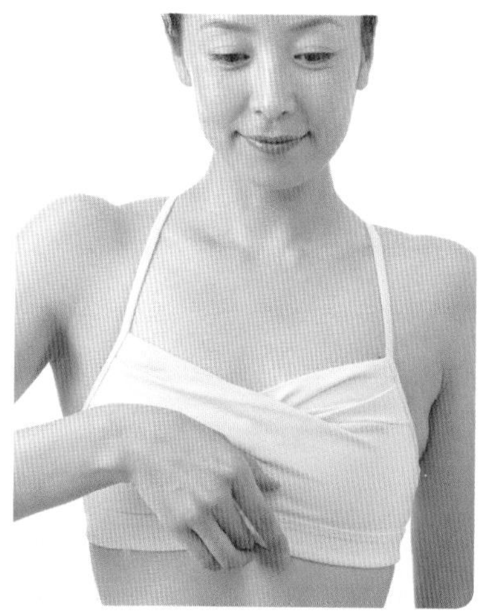

3

按压鸠尾

用中指放在鸠尾穴上，向胸骨侧按压。

安眠

位于耳垂后的凹陷与颈后枕骨下的凹陷连线的中点处。

鸠尾

位于人体前正中线上，心窝正下方，胸骨剑状突起下 1 横指宽处。

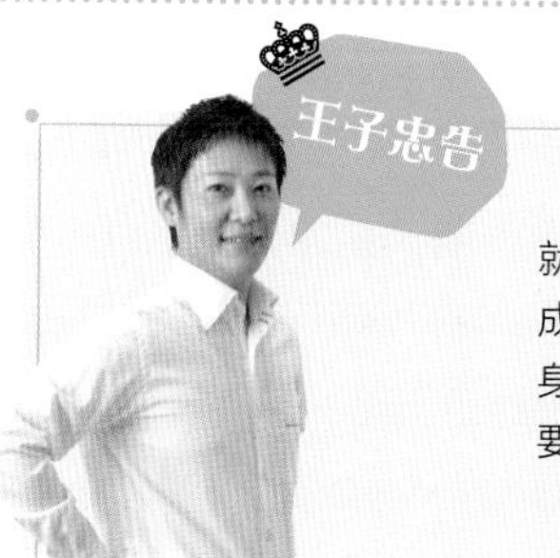

头部有热滞留时，入眠就困难。失眠严重的人要养成在 38~40℃温水中泡半身浴的习惯，而且，重点是要在就寝前 1~2 小时完成。

汉方王子的
美魔法
【进阶篇】

相互按摩

让美魔法的效果更佳

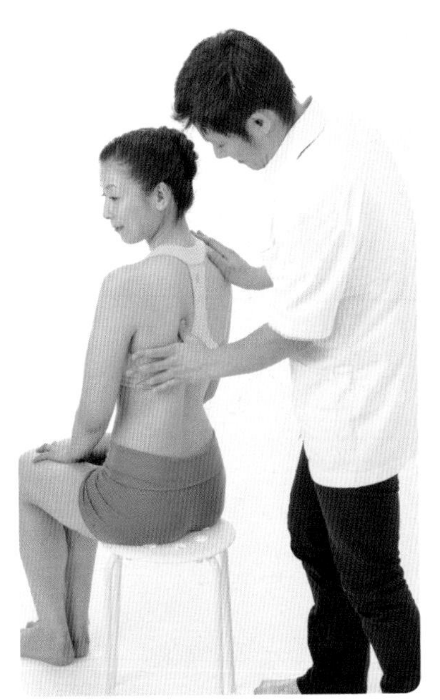

1

按摩肩胛骨周围

用拇指按摩肩胛骨周围和脊椎骨两侧。从腰部往上，沿脊椎骨按摩到肩胛骨。

带着感激的心情互相按摩

伙伴们可以互相按摩。女性的话，可以促进雌性激素分泌；男性的话，可以促进雄性激素分泌。性激素的分泌可以让女人更有女人味，男人更有男人味。

首先，按摩后背~肩胛骨周围。按摩时一定要记住这些部位有许多重要的穴位。然后再按摩从后头到颈部，从脚心到腿肚子的区域。即使自己能按摩到的穴位，伙伴们互相按摩心情也会格外的好。

2

按摩从后头～颈部

用指腹按摩、放松颈部和头部后方，用另一只手放在前额上，可以稳住头部，便于用力。

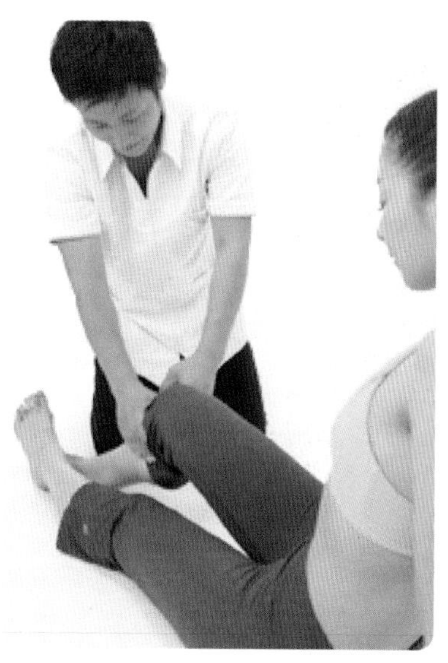

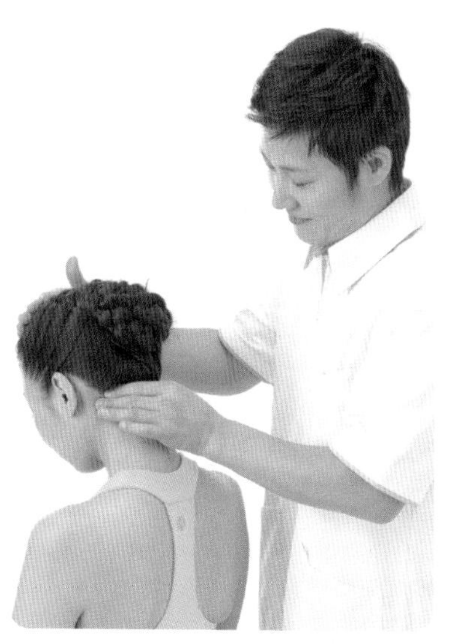

3

按摩脚心～腿肚子

如果你正被腿冷、浮肿折磨的话，就请伙伴帮你按摩从脚心到腿肚子的区域。脚部的穴位可以用力强刺激。

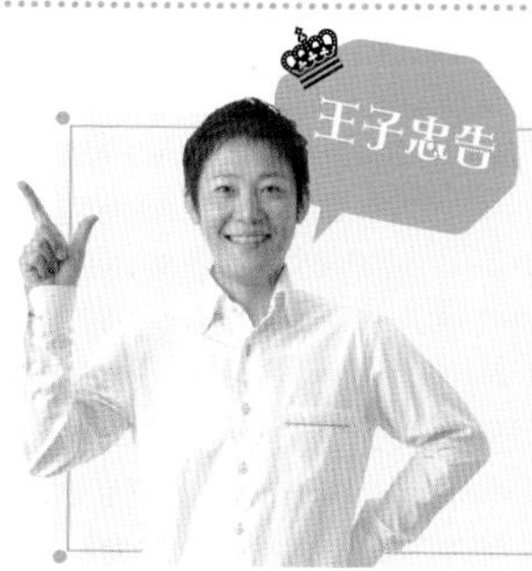

穴位的位置和对刺激的感觉因人而异，因此要根据对方的反应决定按摩的强度。也可以让对方趴在床上进行按摩。

汉方王子的美魔法课堂③

●美食可以让你漂亮吗？

有许多人“无论饮料还是甜品都喜欢添加了太多砂糖、奶酪的品种”，也有人“就是喜欢浓香的咖啡”，“就是喜欢造型和包装精致的点心”。

食用了这些饮料、甜品不会影响体能和精神的恢复，但过度摄取市场销售的这些含有较多糖分和添加剂的食品，对健康和美容都会造成负面影响。

为此，我们在后面介绍了针对气虚、气滞、血虚、瘀血、水虚、痰湿不同体质的汉方花茶、汉方小点心的制作方法。它们都有较好的健康效果和美容效果。

凝结着汉方芳香疗法智慧的自制饮料和小点心，将开启你美妙的茶点时刻。

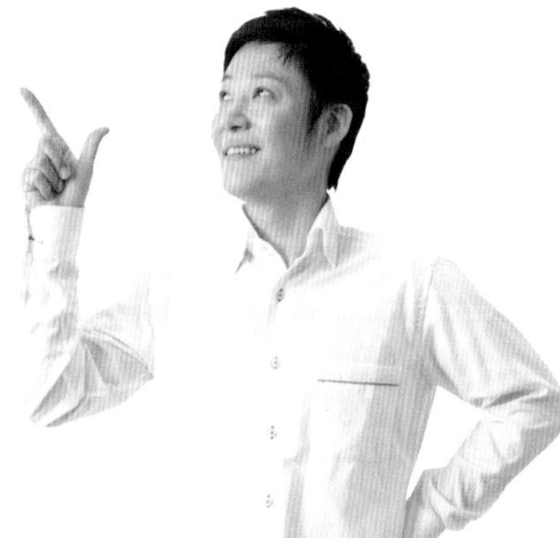

让身心都舒畅起来

汉方花茶制作法

在工作、做家务的休息时间里
喝上一杯适合自身体质的汉方花茶，让自己舒畅起来
不含咖啡因，睡前也可以放心饮用

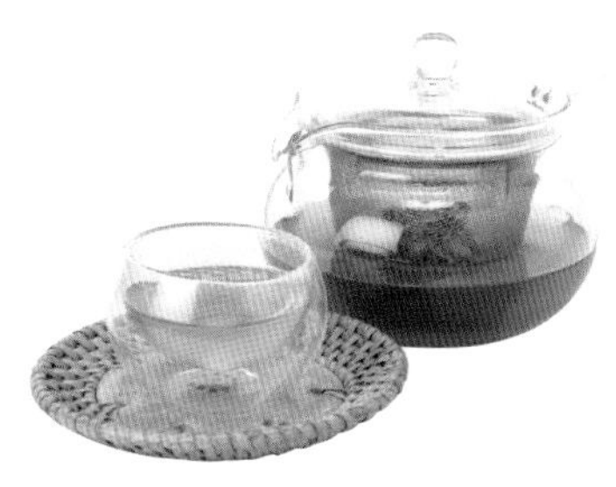

材料（一次量）

陈皮……1 小匙
柠檬草……1 小匙
菩提叶……1 小匙
玫瑰膏……1 小匙
斯特维亚菊……1 小匙
根据不同体质另加一种香草……1 小匙 1/5

不同体质的香草

气虚：紫锥菊、甘草
气滞：柚子薰、衣草
血虚：当归、玫瑰
瘀血：接骨木花、红花
水虚：荨麻子、枸杞
痰湿：蕺菜、杜松

制作方法

❶把材料全都装入茶壶里。
❷注入沸水（约 300ml），盖上盖，焖 3~5 分钟。
❸倒入事先准备好的茶杯里，就可以安心饮用了。

memo

- 可根据个人的喜好调整用量、组合。
- 如果觉得甜度不够时，可加入黑砂糖或蜂蜜。

美味 & 健康

汉方小甜饼制作法

“想吃点甜的”时
可以做点汉方小甜饼
美美地享用后，让你的身体从内向外地漂亮起来！

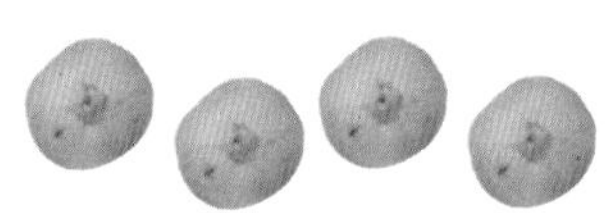

材料（一次量）

黄油（无盐）……100g
红糖……100g
植物香精……少许
鸡蛋（常温）……1 个
低筋面粉……2 杯
燕麦片……3 大匙
根据不同体质另加一种补充材料……适量

不同体质的补充材料

气虚：南瓜、甘薯、马铃薯、山药
气滞：大蒜、萝卜、韭菜、芝麻
血虚：黑豆、大豆、藕、菠菜、枣、黑芝麻
瘀血：牛蒡、栗子、桃、黑糖、桂皮
水虚：苹果、梨、草莓、柠檬、蜂蜜
痰湿：菠萝、薏米仁、大豆、玉米

制作方法

❶先将黄油拿出，恢复常温，把烤箱预热到 170℃。
❷把黄油放到烤箱内热透，取出用起泡器打匀，加入红糖，进一步混匀。
❸糖溶化后，打入鸡蛋，彻底混匀后，加入植物香精。
❹边搅着便放入低筋面粉、燕麦片，加入不同体质的补充材料，用橡胶刮刀把材料全部混匀。
❺用勺子把❹的材料有间隔地放入铺有烤箱专用锡纸的烤箱板上。
❻在烤箱内烤制 18~20 分钟。

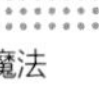

图书在版编目（CIP）数据

汉方王子的美魔法 / (日) 铃木元著；周永利等译.
-- 青岛：青岛出版社, 2016
ISBN 978-7-5552-3797-6
Ⅰ. ①汉… Ⅱ. ①铃… ②周… Ⅲ. ①女性—养生（中医）Ⅳ. ①R212
中国版本图书馆CIP数据核字(2016)第067342号

书　　名　**汉方王子的美魔法**
著　　者　（日）铃木元
译　　审　周永利
译　　者　张洪星　田丽珍
出版发行　青岛出版社
社　　址　青岛市海尔路182号（266061）
本社网址　www.qdpub.com
邮购电话　13335059110　0532-68068026（兼传真）0532-85814250
责任编辑　傅　刚　E-mail:qdpubjk@163.com
责任装帧　润麟设计
内文排版　刘　欣　祝玉华　时　潇　林文静
选题优化　凤凰传书（fhcs629@163.com）
印　　刷　青岛双星华信印刷有限公司
出版日期　2016年8月第1版　2016年8月第1次印刷
开　　本　32开（890mm × 1240mm）
印　　张　3.5
书　　号　ISBN 978-7-5552-3797-6
定　　价　29.00 元

编校印装质量、盗版监督服务电话　4006532017　0532-68068638
印刷厂服务电话　0532-86828878

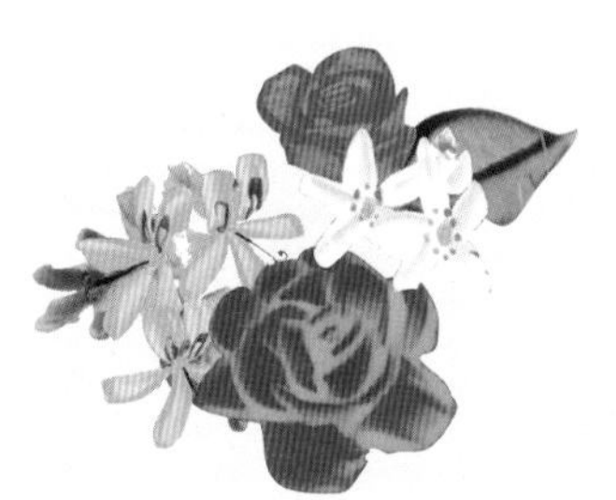